RESEARCH ON EMERGENCY
MANAGEMENT SYSTEM OF PUBLIC
HEALTH EMERGENCIES BASED ON
COMPLEX NETWORK

基于复杂网络的
突发公共卫生事件
应急管理系统研究

以高校突发公共卫生事件防控为例

于洪浩◎著

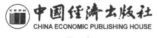
中国经济出版社
CHINA ECONOMIC PUBLISHING HOUSE
北 京

图书在版编目（CIP）数据

基于复杂网络的突发公共卫生事件应急管理系统研究：以高校突发公共卫生事件防控为例／于洪浩著． -- 北京：中国经济出版社，2023.12

ISBN 978 - 7 - 5136 - 7581 - 9

Ⅰ.①基… Ⅱ.①于… Ⅲ.①高等学校 - 公共卫生 - 突发事件 - 卫生管理 - 研究 - 中国 Ⅳ.①R193

中国国家版本馆 CIP 数据核字（2023）第 233566 号

责任编辑　闫明明　邓婉莹
责任印制　马小宾

出版发行　中国经济出版社
印 刷 者　河北宝昌佳彩印刷有限公司
经 销 者　各地新华书店
开　　本　880mm×1230mm　1/32
印　　张　5.125
字　　数　86 千字
版　　次　2023 年 12 月第 1 版
印　　次　2023 年 12 月第 1 次
定　　价　68.00 元
广告经营许可证　京西工商广字第 8179 号

中国经济出版社 网址 www.economyph.com 社址 北京市东城区安定门外大街 58 号 邮编 100011
本版图书如存在印装质量问题，请与本社销售中心联系调换（联系电话：010 - 57512564）

前　言

复杂性问题是 21 世纪最为核心的问题，当前，我国发展已经进入战略机遇和风险挑战并存的时期，各种不确定性因素迭代共生，各种突发事件随时可能发生，不同风险之间相互耦合、叠加、演化，相互交织，通过非线性关系形成一个风险综合体。为此，要推进应急管理调整转型，从事后补救向源头治理转型，从局部管控向系统治理突破，将应急管理的重点放在源头治理上。公共安全治理水平和治理能力现代化的一个基本标志就是从制度化、规范化的事后补救惩罚向制度化、规范化、科学化、超前化的事前预防转型。

2018 年，党中央决定组建应急管理部，这是对大安全大应急理念的有力探索、实践，打破了政出多门、职能交叉、职责分割等困局。而今，面对复杂的安全形势，党中央对大安全大应急提出更高要求。在百年未有之大变局下，建立大安全大应急框架，是顺应新时代国内外形势、应对新时代复杂风险挑战的理论架构与实践指南，通过大安全大应急框架整合应急资源，可以形成更为强大的治理合力。

党的二十大报告要求推动公共安全治理模式向事前预防转型，安全第一、预防为主，是深入贯彻总体国家安全观的题中应有之义，是对国家治理体系和治理能力现代化内涵的丰富，为新时代公共安全体系建设明确了方向和原则。党的二十大报告有关内容既是对组建应急管理部门和国家综合性消防救援队伍的充分肯定，也进一步指明了应急管理部门的改革应当沿着大安全大应急的方向继续深化；健全公共安全体系，加强应急管理体系与能力建设，要从思路理念、体制机制角度入手，综合运用系统科学、系统思维处理复杂性问题，促进应急管理向事前预防转型。应急管理作为国家治理体系和治理能力现代化的重要组成部分，承担着防范化解重大安全风险、及时应对处置各类灾害事故的重要职责。

党的二十大报告凸显了应急管理在维护公共安全和国家安全中的重要地位和突出作用。从国家应急管理体系上看，在一定程度上存在相关部门职责边界模糊、垂直领导与横向协同不畅等问题；从法治和政策体系上看，法规滞后且不够科学完善，甚至相互冲突的情况仍然存在；从风险监测预警体系上看，技术手段的先进性、预测预报的精准性有待增强。此外，安全与应急工作在某些方面也存在短板与弱项。比如，自然灾害防治责任体系还需要健全完善；各类突发事件防范应对中，统一领导、统一指挥、综合协调、信息共享、支持配合等方面还存在薄弱环节。要依托各行业部门现有监测系统，构建完善智能化平台，推进智慧应急工程建设；强化交叉背景的学科建设和人才培养。加强国家区域应急力量建设，在强化专业应急力量的同时，进一步提高应急管理的社会参与度。在政府主导下，社会组织、生产经营单位、公众等各类主体共同参与，整合多方资源和力量投入防灾、减灾、救灾工作，推动实现应急管理共建共治共享。

针对上述问题，本书基于复杂系统与复杂网络理论，以应急管理中的复杂性问题为研究起点，通过对应急管理与突发公共卫生事件、复杂网络、网络治理等概念的梳理，在应用复杂系统理论、复杂网络理论、治理理论的基础上，提出了结构—功能—目标的分析框架，对应急管理的复杂性特征进行了系统论证。应急管理本身是一个复杂系统，具有突发性、开放性、复杂性、易变性、非线性等特征，体现出系统及复杂系统的内涵。信息技术在快速发展的同时，成为促进复杂性不断提升的重要变量，使得应急管理各个子系统：环境子系统、治理主体子系统、治理客体子系统的复杂性不断攀升。

在我国突发公共卫生事件中，以"楼长制"为代表的党组织嵌入式网络结构成为应对突发公共卫生事件的重要举措。本书通过该案例对提出的结构—功能—目标分析框架进行经验检视。研究发现，党组织嵌入应急管理系统形成了网络结构，由志愿者补充形成了一种规则网络结构，进而通过消除结构洞形成了一种信息传递高效、令行禁止、上传下达的全连通结构，其为应急管理系统功能的发挥提供了重要保障。党组织嵌入还将其组织能力、文化、规章制度等引入网络结构中，实现了党建引领应急管理系统的各项功能，包括应急预防、提高应急响应效率、精准的应急处置与救援等。从目标达成的角度来看，信任是"楼长制"运作与持续性的基础因素。基于信任，多元主体更易达成目标共识，并且基于突发公共卫生事件的场域形成治理合力。此外，治理目标的达成还在于网络规模与网络能力需求。

高校的"楼长制"在一定意义上说明了在信任水平高的场域更易达成治理目标，并基于此达成目标共识，进而实现网络治理的目标。然而从一般意义上，大部分场域并不具备高校的以师生关系为纽带的信任水平。为此，后续从一般意义上探讨了突发公共卫生事件应急管理系统面对复杂性问题的进路。网络的演化有其自身特征，包括小世界特征与无标度特征、社团结构特征、鲁棒性与脆弱性特征以及择优连接特征。上述特征为应急管理系统网络的演化提供了理论依据。据此，对于治理主体网络的构建要关注其自身的复杂性，消除网络内部结构洞，促进效率的提升；对于彼此有利益冲突的社团结构，要通过党建统合多元主体的利益诉求；网络倾向于择优连接，即往往极少部分人掌握着大量连接，为此，要通过人为设计缓解治理主体的回应困境。结构的形成是功能实现的重要基础，在把握结构的基础上，促进党建引领应急管理全过程的功能实现，形成多元主体的应急管理网络体系，形成内部的信息传递与知识共享系统，从而实现应急管理的预防、监测预警、处置救援、恢复重建等一系列功能。功能的实现不仅需要结构的完善，还需要探讨网络治理有效性的问题，即回应网络治理的理论难题。信任是多元主体网络的基石，缺乏信任的网络难以形成治理合力。为此，要强化信任在多元治理主体之间的培育，达成多元治理主体的目标共识。除此之外，还要综合考量网络规模与对网络能力的需求，才能实现治理目标。

Preface

Complexity issues are the core issues of the 21st century. Currently, our country is in a period where strategic opportunities and risks and challenges coexist, and uncertain and unpredictable factors are increasing. Various emergencies may occur at any time, and different risks are coupled, superimposed, and evolved with each other. Intertwined with each other, a risk synthesis is formed through non-linear relationships. To this end, it is necessary to promote the transformation of emergency management, transform from post-remediation to source governance, break through from local control to systemic governance, and put the focus of emergency management on source governance. A basic sign of the modernization of public security governance levels and governance capabilities is the transformation from institutionalized and standardized post-event remedial punishment to institutionalized, standardized, scientific and advanced prevention beforehand.

In 2018, the decision to establish the Emergency Management Department was an exploration and practice of the concept of great security and great emergency response, and broke the dilemma of multiple branches of government, overlapping functions, and segregation of responsibilities. Nowadays, in the face of complex security situations, higher requirements are put forward for major security emergencies. Under the unprecedented changes in a century, the establishment of a comprehensive security and emergency response framework is a theoretical framework and practical guide to adapt to the domestic and international situations in the new era and respond to complex risk challenges in the new era. The comprehensive security and emergency response framework integrates emergency resources to form a more comprehensive Strong governance synergy.

The report of the 20th National Congress of the Communist Party of China requires promoting the transformation of public security governance to pre-emptive prevention.

Safety first and prevention first. This is the proper meaning of the in-depth implementation of the overall national security concept and the connotation of the modernization of the national governance system and governance capabilities. Enriched and clarified the direction and principles for the construction of public security system in the new era. The relevant contents of the report of the 20th National Congress of the Communist Party of China not only fully affirmed the establishment of emergency management departments and national comprehensive fire rescue teams, but also further pointed out that the reform of emergency management departments should continue to deepen along the direction of great security and great emergency; improve the public security system, to strengthen the emergency management system and capacity building, we must start from the perspectives of ideas, systems and mechanisms, comprehensively apply systematic science and systematic thinking, and face complex problems, so as to promote the transformation of emergency management into pre-emptive prevention. As an important part of the modernization of the national governance system and governance capabilities, emergency management assumes the important responsibility of preventing and resolving major safety risks and promptly responding to various disasters and accidents.

The report of the 20th National Congress of the Communist Party of China highlights the important position and prominent role of emergency management in maintaining public safety and national security. From the perspective of the national emergency management system, problems such as blurred boundaries of responsibilities of relevant departments and poor vertical leadership and horizontal coordination still exist to a certain extent; from the perspective of the rule of law and policy system, regulations are lagging behind and not scientific enough, and even conflict with each other. Exist; from the perspective of the risk monitoring and early warning system, the advancement of technical means and the accuracy of forecasts need to be enhanced. There are still shortcomings and weaknesses in some aspects of safety and emergency work. For example, the responsibility system for natural disaster prevention and control still needs to be improved. In the prevention and response to various emergencies, unified leadership, unified command, comprehensive coordination, information sharing, support and cooperation, etc. There are still weak links. It is necessary to rely on the existing monitoring systems of various industry departments to build and improve intelligent platforms and promote the construction of smart emergency projects; strengthen cross-background discipline construction and talent training. To strengthen the construction of national regional emergency response capabilities, it is necessary to further increase social participation in emergency management while strengthening professional emergency response capabilities. Under the leadership, various entities such as social organizations, production and business units, and the public jointly participate to integrate multiple resources and forces into disaster prevention, reduction, and relief work, and promote the realization of joint construction, joint governance, and sharing of emergency management.

In response to the above problems, this book attempts to use the complexity issues in emergency management as a starting point for research based on the theory of complex systems and complex networks. On the basis of complex system theory, complex network theory, and governance theory, a structure-function-goal framework was proposed to systematically demonstrate the complexity characteristics of emergency management. Emergency management itself is a complex system, which has the characteristics of suddenness, openness, complexity, variability, and nonlinearity, and is in line with the connotation of systems and complex systems. For the various subsystems that make up the complex emergency management system, including subsystems, governance subject subsystems, and governance object subsystems, information technology has also become an important variable in promoting the continuous increase in complexity, making the various subsystems of emergency management more efficient. Complexity is also rising.

In public health emergencies in my country, the network structure formed by the embedding of party organizations represented by the "floor chief system" has become an important measure to respond to public health emergencies. This case examines the structure-function-goal framework proposed in this book, the study found that the party organization formed a network structure by embedding the emergency management system, which was supplemented by volunteers to form a network of rules, and then by eliminating structural holes, a fully connected structure with efficient information transmission, orders and prohibitions, and uploading and declaring was formed, which provided the basis for emergency management. It provides an important guarantee for the performance of system functions. The embedding of party organizations also introduces their organizational capabilities, culture, rules and regulations into the network structure, realizing various functions of the emergency management system led by party building, including emergency prevention, improving emergency response efficiency, accurate emergency response and rescue, etc. From the perspective of goal achievement, trust is the basic factor in the operation and effectiveness of the "floor chief system". Based on trust, multiple subjects can more easily reach goal consensus. Based on the field of public health emergencies, governance synergies are formed, and the achievement of governance goals is still difficult. It depends on the network scale and network capability requirements.

To a certain extent, the "building director system" in

colleges and universities shows that it is easier to achieve governance goals in a field with a high level of trust, and based on this, a goal consensus can be formed to achieve the goal of network governance. However, in a general sense, most fields do not have this the level of trust in colleges and universities based on the relationship between teachers and students. To this end, the approach of the e-mergency management system for public health emergencies towards complex issues is discussed in a general sense. The evolution of the network has its own characteristics, inclu-ding small-world characteristics and scale-free characteris-tics, community structure characteristics, robustness and vulnerability characteristics, and preferential connection characteristics. The above characteristics provide a theoreti-cal basis for the evolution of the emergency management system network. Accordingly, the construction of the gov-ernance subject network should pay attention to its own complexity, eliminate structural holes within the network, and promote efficiency improvement; for community struc-tures that are conducive to conflict, during this period, the interest demands of multiple subjects must be integrated through party building; the network tends to preferential connections, that is, a very small number of people often have a large number of connections, so artificial design must be used to ease the response of the governance subjects. The formation of the structure is an important basis for function realization. On the basis of grasping the structure, it is possible to promote party building to lead the realization of the full function of emergency management, form an emergency management network system with multiple subjects, and form an internal information and knowledge sharing system, thereby realizing emergency management. It has a series of functions such as prevention, monitoring and early warning, disposal and rescue, recovery and reconstruction. The realization of functions not only requires the improvement of the structure, but also requires the discussion of the effectiveness of network governance, that is, responding to the theoretical problems of network governance. Trust is the cornerstone of a multi-subject network. A network lacking trust is difficult to form a synergistic governance force. Therefore, it is necessary to strengthen the cultivation of trust among multiple governance subjects and

form a consensus on the goals of multiple governance sub-
jects. In addition, the scale of the network and the demand
for capabilities must be comprehensively considered to a-
chieve governance goals.

目　录

第一章 绪 论

一、研究背景与研究意义

（一）研究背景

科学技术的高速发展为人类生活提供了诸多便利，与之俱来的副作用也逐渐显现。在发达现代性中，财富的社会化生产与风险的社会化生产系统相伴。风险有别于传统的危险，它是现代化的威胁力量和令人怀疑的全球化所引发的后果①，即风险来源于发达现代性与全球化。在全球化的语境下，世界各国彼此深度融合，由此导致发达现代性下的风险不再局限于发生地，而

---

① 贝克. 风险社会:新的现代性之路[M]. 张文杰,何博闻,译. 南京:译林出版社,2008.

经常会产生一系列连锁反应，且能超越时空的界限、在全球化的背景下不断蔓延。在当今开放复杂的巨系统下，突发事件复杂多样、连锁联动，形成灾害链和风险综合体，各种全域性大灾巨灾也时有发生。据此，我国的应急管理体系与能力建设不断进行着优化与调整。

2003 年"非典"暴发后，我国的应急管理工作围绕"一案三制"（应急管理预案，应急管理的体制、机制和法制）展开。2003 年 5 月，国务院第 7 次常务会议通过了《突发公共卫生事件应急条例》。2004 年 4 月，国务院办公厅印发了《国务院有关部门和单位制定和修订突发公共事件应急预案框架指南》。2007 年应急管理法制化建设取得新进展，8 月第十届全国人民代表大会常务委员会第二十九次会议通过了《中华人民共和国突发事件应对法》，自此我国以"一案三制"为基础的应急管理框架基本形成。2008 年，这一框架经受了汶川地震与南方雨雪冰冻灾害等重大灾害性事件的严峻考验，同时反映出其在应对突发事件以及应急管理中存在诸多问题，例如部门分割、条块分割，责任不明确，统一的应对机制尚未形成，社会动员能力弱，社会广泛参与应对工作的机制还不够健全等。2013 年 10 月，国务院办公厅印发了《突发事件应急预案管理办法》，增强了应急预案的针对性、实用性和可操作性。随着全球气候变化影响加剧、新产业新业态新模式不断涌现，包括安全生产、防灾减灾、食品药品安全、生物安全、网络安全等在内的公共安全风险日益增加，安全第一、预防为主的理念逐步向新领域延伸。这一理念也体现出该理论经得起实践检验，并不断被延伸运用、拓展创新。2018 年，应急管理部正式成立，这是我国应急管理系统建设的一大标志性事件，旨在加强、优化、统筹国家应急能力建设，构建统一指挥、上下联动的应急管理体系。2019 年，党的十九届四中全会通过的《中共中央关于坚持和完善中国特色社会主义制度 推进国家治理体系和治理能力现代化若干重大问题的决定》强调，要健全公共安全体制机制，提高防范抵御国家安全风险能力。如此，我国的应急管理体系与能力建设不断优化与调整，并在众多突发公共事件中经受住了诸多考验。

党的二十大报告同样对国家安全体系和能力现代化提出了更高的要求，并将国家安全体系和能力现代化视为促进国家治理体系与能力现代化中的重要一环。建立大安全大应急框架是应对错综复杂公共安全形势的需要，是落实深化党和国家机构改革"优化协同高效"重要原则的具体举措，凸显了坚持系统思维，加强前瞻性思考、全局性谋划、战略性布局、整体性推进的思路。

此外，党的二十大报告首次将完善社会治理体系置于国家安全体系和能力现代化的建设要求中。健全社会治理制度，提升社会治理效能有利于完善社会治理体系，推动实现国家安全体系和能力现代化，其也是推动实现国家治理体系与能力现代化的重要基础。从社会管理向社会治理的转变体现了国家治理体系与能力现代化与时俱进的能力。党的十六届四中全会首次提出建立社会管理格局，开启了中国社会管理的新篇章。党的十八大报告提出了"党委领导、政府负责、社会协同、公众参与、法治保障的社会管理体制"，明确了社会管理体系的前进方向。党的十八届三中全会，将社会管理改为社会治理，社会公众的角色由管理的客体变为治理的主体，强化了社会公众的主体责任。此后，党的十九大报告与十九届四中全会、十九届五中全会对社会治理格局进行了系统优化，如共建共治共享，人人参与、人人享有，目标是建设社会治理共同体。如今，党的二十大报告首次将完善社会治理体系纳入国家安全体系和能力现代化格局中，为社会治理共同体的建设明确了方向。

针对突发公共卫生事件中应急管理的理论与实践相脱节的问题，本书认为，一方面需要使实践超脱于理论发展，为理论发展提供现实依据；另一方面则需要重新从复杂网络的角度为突发公共卫生事件的社区治理开拓新的理论视角。

（二）研究意义

第一，复杂网络为研究应急管理系统提供了一种新的研究方式，可以加深我们对应急管理系统结构及其功能的深入了解。复杂网络理论提出的一系列概念、命题、基本原理及其相关理论，如多样性、聚集度、社团结构、无标度及小世界属性、自组织临界、鲁棒性等，使应急管理的网络结构有了新的理论视角；从理论工具和研究思路来说，相较于关于应急管理问题的现有研究，复杂网络理论是一个较大的创新，拓展了应急管理研究的理论方法和研究视野。

第二，复杂网络是研究应急管理系统的重要工具之一，可以用来分析和理解应急管理系统中各个组成部分之间的相互关系和相互作用，可以通过复杂网络的方法来建模和分析，进而识别系统中的薄弱环节和潜在风险，有助于制定有效的应急管理策略和措施。复杂网络理论还可以用于应急管理系统的模拟和预测，即通过构建复杂网络模型，对不同应急情景下的系统行为进行研究和预测，有助于指导应急管理系统的改进和优化。

第三，可运用复杂网络回应治理理论与网络治理的治理有效性问题。运用复杂网络的相关模型如规则网络模型，可以分析网络内部相关节点的连接关系，找到其中的关键节点与网络结构中的薄弱环节，从结构和功能两方面探讨网络治理的有效性问题，对当下运用网络治理实现应急管理的结构优化与功能做出回应。

二、文献综述

（一）关于突发公共卫生事件的研究

公共卫生是指在组织努力下用来预防疾病，提高人类寿命，确保群众健康的重要科学。公共卫生健康与安全的实现需要不断地提升环境卫生质量、合理地预防传染病、重视个体的卫生情况、提高医护人员早期诊断和预防的服务水平以及构建确保共同体的健康标准①。对于突发公共卫生事件的应急管理，需要提早展开管控，放任不管很容易造成非常严重的后果，因此突发公共卫生事件的应急管理和创新灵活体制紧密相关②。

与国外相比，我国关于突发公共卫生事件的研究起步较晚。在 SARS 暴发之前，我国公共卫生管理主要是依据《中华人民共和国食品安全法》等相关法律条文。在 SARS 之后，国务院颁布了《突发公共卫生事件应急条例》，针对此类问题做出明确规定，以法律形式对公共卫生事件的管理做出分析，并重新定义了公共卫生事件。

学术界针对突发公共卫生事件也积累了一系列研究。在突发公共卫生事件应急管理的体系建设方面，薛澜和朱琴以美国突发公共卫生事件应对体系为例，从危机管理的机制方面对美国的三级应对系统进行了梳

---

① BOYD A T,COOKSON S T,ANDERSON M,et al. Centers for disease control and prevention public health response to humanitarian emergencies,2007—2016[J]. Emerging infectious diseases,2017,23(1):5196 – 5202.

② PASCHEN J A, BEILIN R. How a risk focus in emergency management can restrict community resilience—a case study from Victoria, Australia [J]. International journal of wildland fire, 2016, 26(1): 1 – 9.

理，并为我国的危机管理体系提出了建议①。在应急预案、应急管理体制、运行机制与法治建设方面，高小平对如何优化应急管理体系架构、功能，提高体系创新水平等问题进行了回应②。李恩文则认为，在城市突发公共卫生事件应急管理系统建设中，要坚持以预防为主、预防与应急相结合的原则，充分做好应对城市突发公共卫生事件应急与重大疾病防控预警的各项准备工作③。在农村公共卫生管理方面，吴承平从环境、资源、管理和能力四方面分析了面临的不足，并从政策、制度、公共管理、法治建设和教育宣传等方面给出了对策建议④。

2018 年应急管理部成立，标志着我国应急管理建设实现了质的提升。我国应急管理体系从综合协调向统一指挥转变，从多部门协同应急向统一专业性质机构转变，从临时指挥机构向常设治理组织转变，从侧重

---

① 薛澜,朱琴. 危机管理的国际借鉴:以美国突发公共卫生事件应对体系为例[J]. 中国行政管理,2003(8):51－56.

② 高小平. 中国特色应急管理体系建设的成就和发展[J]. 中国行政管理,2008(11):18－24.

③ 李恩文. 2013 上海防控 H7N9 禽流感事件应急预警机制研究[J]. 东南大学学报(哲学社会科学版),2013,15(S2):38－40.

④ 吴承平. 我国农村公共卫生管理的问题及政策建议[J]. 中国行政管理,2003(8):14－16.

事中、事后的应急处置向事前、事中、事后全过程管理转变。同时，面对新趋势，应急管理要处理好公共安全治理、组织架构、协调联动、预案规范化、技术创新五者的关系[1]。赵伟和储江红从理念重塑、体制革新、机制调整、法制优化、预案针对性等方面分析了"一案三制"面临的挑战，为中国特色应急管理体系建设指明了发展方向[2]。胡小君从过程论的角度分析了社会治理过程中由分散向协同的治理层次变迁，并且探讨了多元主体间的互动关系[3]。钟开斌则指出，要加强党在应急管理各方面的领导作用，充分发挥党委组织、政府和领导人员的职能，将应急管理的重心放在风险管控的核心上，侧重应急准备和监督预警机制等方面的建设[4]。井建斌、石学峰提出要建立"统一指挥、专常兼备、反应灵敏、上下联动"的应急管理体制；完善指

---

[1] 朱正威,吴佳. 中国应急管理的理念重塑与制度变革——基于总体国家安全观与应急管理机构改革的探讨[J]. 中国行政管理,2019,408(6):130-134.

[2] 赵伟,储江红."大部制"背景下危机管理"一案三制"建设面临的挑战[J]. 改革与开放,2018(22):88-91.

[3] 胡小君. 从分散治理到协同治理:社区治理多元主体及其关系构建[J]. 江汉论坛,2016(4):41-48.

[4] 钟开斌. 国家应急指挥体制的"变"与"不变"——基于"非典"、甲流感、新冠肺炎疫情的案例比较研究[J]. 行政法学研究,2020(3):11-23.

挥系统，明确防控主体责任、优化工作流程，保证令行禁止，步调一致；建立协调沟通机制，形成同向发力、协同高效的防控工作格局①。

（二）关于突发公共卫生事件应急管理的研究

一是以应急管理与公共卫生事件为主题，以韧性治理与数字治理、智慧城市与市域社会治理、合作机制等治理机制与体系为视角的管理学范畴的研究。王磊和王青芸总结了"强国家，弱社会"的刚性治理与"弱国家，强社会"的柔性治理两种公共卫生事件应对模式，并在分析美国柔性治理失效、刚性治理存在治理风险的基础上，提出了一种韧性治理机制，即以自发性、自适性、主动性的动态治理模式应对风险社会的流动性、随机性、复杂性与不可控性②。蓝煜昕和张雪从治理体系现代化的视角出发，探讨了社区韧性及其实现路径③。文军就风险社会的社区治理及防控等问题进

① 井建斌,石学峰.影响城市社区常态化疫情防控的四种倾向[J].求知,2020(7):45-47.

② 王磊,王青芸.韧性治理:后疫情时代重大公共卫生事件的常态化治理路径[J].河海大学学报(哲学社会科学版),2020,22(6):75-82,111-112.

③ 蓝煜昕,张雪.社区韧性及其实现路径:基于治理体系现代化的视角[J].行政管理改革,2020(7):73-82.

行了解读和探讨①。张瑞利和丁学娜探讨了互联网与社区应急管理的区配性，以及互联网技术在突发公共卫生事件社区治理中的应用，得出了构建全方位"互联网＋"社区管理平台的政策建议②。赵跃基于C/S架构体系，提出建设和创立一种有关突发公共卫生事件中社区应急管理的网络化管理体系，进而促进突发公共卫生事件中社会治理能力的提升③。

在市域社会治理方面，薛小荣提出数字治理场景构建能力参差不齐、应对重大公共卫生突发事件精细化管理水平高低不一的问题，并对数字治理的改进提出了对策建议④。不同于市域数字治理的视角，秦燕和李卓认为基层政府的防控能力亟待提升，当下治理边界呈现出政府主导的层级化色彩，数字运用则呈现出保运转、避责任的状态，指出要通过数字赋能消解基层政府与社会主体之间边界与责任模糊、基层避责与信

① 文军．直面新冠肺炎：风险社会的社区治理及其疫情防控［J］．杭州师范大学学报（社会科学版），2020，42（2）：3－11．

② 张瑞利，丁学娜．"互联网＋"背景下突发公共卫生事件中社区应急管理研究［J］．兰州学刊，2020（7）：158－168．

③ 赵跃．突发公共卫生事件社区应急管理系统设计——以新型冠状病毒肺炎事件为例［J］．北京测绘，2020，34（6）：731－734．

④ 薛小荣．重大公共卫生事件中市域社会治理的数字赋能［J］．江西师范大学学报（哲学社会科学版），2020，53（3）：20－26．

息茧房等弊端①。

在合作机制方面，鲁全提炼了公共卫生应急管理中五种不同的主体合作模式，其中疫情防控领导决策、医疗救治领域的指令—执行模式具有良好效果，而监测、预警、社会资源调动与分配等领域的合作机制仍需进一步完善②。欧阳桃花等构建了突发公共卫生事件应急管理活动的基础活动与支持活动管理框架，并从微观动态层面梳理了我国重大突发公共卫生事件的治理体系，提出我国以人为本的中国特色社会主义优势、中国共产党强大的组织动员能力与数字化平台是应对重大突发公共卫生事件的法宝③。

在治理体系方面，刘秀秀在总结梳理政府、市场、社会三个主体技术向善不同路径的基础上，提出公共卫生危机治理中的向善努力是技术参与社会治理的有益尝试，要在技术优化、组织变革与文化反思的三方合

---

① 秦燕,李卓. 突发公共卫生事件中的基层数字治理及其关系优化——基于治理关系中的基层避责与信息茧房视角[J]. 理论探讨,2020 (6):167 – 175.
② 鲁全. 公共卫生应急管理中的多主体合作机制研究——以新冠肺炎疫情防控为例[J]. 学术研究,2020(4):14 – 20.
③ 欧阳桃花,郑舒文,程杨. 构建重大突发公共卫生事件治理体系:基于中国情景的案例研究[J]. 管理世界,2020,36(8):19 – 32.

力上不断促进技术向善①。

二是以心理角度、就医行为等医学为范畴的研究。安媛媛等从心理创伤的角度切入，运用心理创伤与干预的公共卫生模型，提出要推动心理创伤干预与公共卫生行动相结合，构建层级式心理创伤干预体系②。苏斌原等采用心理健康症状量表（SCL-90）对心理援助热线平台的求助者进行了在线评估，对突发公共卫生事件期间民众的心理症状进行了测量，并根据时间进程对民众的心理应激反应特征进行了描述③。王春超和尹靖华对全国社区（村）公共卫生健康教育与流动人口传染病的就医行为进行了研究，并指出公共卫生健康教育的投入资源在区域配置和培训方式等方面仍具有改善空间④。李东结合医学视角，给出了若干有关新

---

① 刘秀秀．公共卫生危机治理中的技术向善[J]．学习与实践，2020（11）：123-131．

② 安媛媛，孙一静，伍新春．心理创伤预防与干预的公共卫生模型及其启示[J]．华南师范大学学报（社会科学版），2020（4）：5-21,189．

③ 苏斌原，叶苑秀，张卫，等．新冠肺炎疫情不同时间进程下民众的心理应激反应特征[J]．华南师范大学学报（社会科学版），2020（3）：79-94．

④ 王春超，尹靖华．公共卫生健康教育与流动人口传染病就医行为研究[J]．经济学（季刊），2022,22（2）：569-590．

型冠状病毒感染的社区防护策略[①]。

三是以社会工作、社会动员、社会保障、社交媒体等社会学为范畴的研究。方琦和范斌认为，要发展本土公共卫生社会工作，巩固并完善社区公共卫生防护体系，引导社会工作参与社会心态重建，同时开展线上网络工作服务实践[②]。徐选国认为在突发公共卫生事件下，专业社会工作的介入仍处于"体系之外"，出现了专业孤立和行动边缘化等困境，并提出要构建整合性治理的防控机制与治理体系，使绿色社会工作、公共卫生社会工作成为重要保护性力量[③]。张丽芬和赖秋蓉对目前传统的线下社会工作困境做出了总结，并提出要将社会工作的服务模式从线下转换为线上，通过网络直播、网络媒体等形式实现社会工作服务的转型[④]。林春香和刘钰认为，社交媒体在公共卫生事件中为社会

---

① 李东. 新型冠状病毒肺炎的社区防护策略[J]. 医学导报,2020, 39(3):315 – 318.

② 方琦,范斌. 突发公共卫生事件中社会工作的实践机制:结构性组织与阶段性服务[J]. 华东理工大学学报(社会科学版),2020,35(1): 33 – 43.

③ 徐选国. 专业自觉与体系之外:社会工作介入新冠肺炎疫情初期防控的双重逻辑及其反思[J]. 华东理工大学学报(社会科学版),2020,35 (2):10 – 20.

④ 张丽芬,赖秋蓉. 数字网络时代社会工作服务模式的转型——以公共卫生服务为例[J]. 社会科学家,2021(9):139 – 144.

支持的关系互动拓展了新场域,以新浪微博"肺炎患者求助"超话为代表的网络平台建构了多元主体协同的任务型自组织,形成了合作信任进而疏导了群体情绪,缓解了社会风险①。张文宏从社会资本的角度,总结了宏观层面、中观层面与微观层面的政府社会资源、社会信任与社会网络和人际信任,从而达成了应对突发公共卫生事件的集体目标,并从三个层面给出了优化策略②。姜振华通过对北京市将台地区的案例分析,探讨了城市社区协同治理中社会工作者、社区、社会组织的"三社联动"③。

四是从城市规划、体育事业、法律法学等角度展开的研究。王兰等提出以社区生活圈为基础,综合考虑人口规模、出行特点、空间格局等因素设定公共健康单元,将健康融入国土空间规划与编制公共健康专项规

---

① 林春香,刘钰.突发公共卫生事件中的社交媒体互助——以新浪微博"肺炎患者求助"超话为例[J].江西师范大学学报(哲学社会科学版),2022,55(6):54-65.

② 张文宏.从社会资本的视角反思突发公共卫生事件中的社会治理[J].武汉大学学报(哲学社会科学版),2021,74(5):148-155.

③ 姜振华.社区协同治理视野中的"三社联动":生成路径与互构性关系——基于北京市将台地区的探索[J].首都师范大学学报(社会科学版),2019(2):73-82.

划①。钟秉枢等从健康社区建设、我国体育产业的影响与应对路径、群众体育发展与体育应对公共卫生事件的协同思路等角度探讨了体育事业的发展路径②。邹焕聪从以群防群控为代表的社会合作规制运用入手，探讨了行政法在政府责任理念、纯粹公法制度、行政控权规则与硬法规范结构等方面的重大挑战，并对其进行了体系化设计与完善③。彭松林通过对比国内外图书馆开展社区相关公共卫生信息服务的实践，论述了我国图书馆开展社区公共卫生信息服务的主要问题，并从工作方针、角色定位、工作目标、内容体系等方面提出了服务策略④。

回到公共管理的学科视角，学界针对突发公共卫生事件应急管理做出了一系列研究，目前研究的前沿问题在于从韧性社区、韧性治理、数字治理、智慧城市、智慧社区等角度，运用复杂适应系统等理论，对突

---

① 王兰,胡沾沾,戴明. 公共健康单元的设定及其平疫结合规划策略[J]. 规划师,2022,38(12):49 – 56.

② 钟秉枢,黄志剑,王凯,等. 困境与应对:聚焦新型冠状病毒肺炎疫情对体育事业的影响[J]. 体育学研究,2020,34(2):9 – 33,40.

③ 邹焕聪. 社会合作规制在突发公共卫生事件防控的运用[J]. 法学,2022(10):3 – 17.

④ 彭松林. 图书馆开展社区公共卫生信息服务策略研究[J]. 图书馆工作与研究,2021(1):5 – 12.

发公共卫生事件的社会治理能力提升提出了大量优化策略。然而运用复杂系统理论、复杂网络理论对上述问题做出系统研究的还较少。为此，本书试图系统应用复杂系统理论、复杂网络理论对上述问题提出一种新的研究视角。

（三）以网络为核心的网络治理与复杂网络研究

西方治理理论的思想最早可追溯至哈伦·克利夫兰（Harlan Cleveland），认为未来组织将变得扁平，它们的管理方式更可能是和议性、共识性、协商性的，需要解决的问题越大，越应该分散更多的实权，使更多的人能执掌它①。威廉·伯耶尔（William W. Boyer）对克利夫兰的思想做出了进一步阐述——在政府的所作所为之外，还要加上政府与非政府合作伙伴在管理国家事务过程中的互动，即它们在经济与公共政策中的层层关系②。

---

① CLEVELAND H. The future executive[J]. Public administration review, 1972, 32(3): 247 – 251.

② BOYER W W. Political science and the 21st century: from government to governance[J]. PS: Political science & Politics, 1990, 23(1): 50 – 54.

网络治理（network governance）作为治理理论用法的共识（Rhodes，2000①；Hirst，2000②；Fenger and Bekkers，2016③；Lynn，2010④），虽在不同的学科中得到了广泛应用，但却难以达成共识，早期的网络研究形成了"作为分析方法的网络"和"作为治理机制的网络"两种取向⑤。

1. 作为分析方法的网络——社会网络学派的观点

社会学的基本特点是从社会结构上解释社会行为，而社会网络学派通过具体的社会关系结构来认识人的社会行为，从结构的角度来讨论问题，从社会结构或网络结构的角度来讨论、研究社会行为。社会网络学派提出社会结构和个人在结构中的位置可以解释社会行为。

---

① RHODES R A W. Public Administration and governance [M]//PIERRE J. Debating governance:authority,steering,and democracy. Oxford:Oxford University Press,2000.

② HIRST P. Democracy and governance [M]//PIERRE J. Debating governance:authority,steering,and democracy. Oxford University Press,2000.

③ FENGER M, BEKKERS V. The governance concept in public administration[M]//Governance and the democratic deficit. London;New York:Routledge,2016:13–34.

④ LYNN L E, Jr. Has governance eclipsed government? [M]// DURANT R F. The Oxford handbook of American bureaucracy. Oxford:Oxford University Press,2010.

⑤ 何艳玲,王铮. 统合治理:党建引领社会治理及其对网络治理的再定义[J]. 管理世界,2022,38(5):115–131.

社会网络学派的研究形成了密度、中心性、结构洞、节点等解释网络特征的概念，用来解释网络的不同位置和特征如何影响和塑造个人的动机和行为。在社会学领域，社会网络也被称为关系，是指一群特定人之间的所有正式与非正式的社会关系，包括人与人之间直接的社会关系以及通过物质环境和文化共享而结成的社会关系①。在社会学的视域下，社会网络是指一个人所构成的以其自身为核心的关系网络。此外，社会中的个体也不是单独存在的，而是基于这些关系网络所构成的社会网络。在社会网络中，每个个体是通过网络关系连接成的独立分析单元，也被称为节点（nodes），而行动者之间的关系（relations）在网络中表示为连线。网络结构是指网络内部各行动者之间相对稳定的关系模式。社会网络学派的观点的引入，旨在以一种网络的结构重新审视目前风险社会下的人与人、人与组织、组织与组织之间的关系。

（1）人是社会关系的产物。

社会网络学派的一个观点是，人是社会关系的产

---

① MITCHELL J. The concept and use of social networks[M]// MITCHELL J. Social networks in urban situations. Manchester：Manchester University Press，1969.

物，即认知一个人应该从此人所处的网络中去了解。个体与群体具有两重性，当一个人加入一个群体的时候，不仅是个体进入群体，还有个体所隶属的群体，以及群体对个体的约束①，此外，两个人建立的不仅是点与点的关系，更多的是网络之间的关系②。社会网络结构对人们行为的制约作用还体现在，人们的行为因其所处的社会关系网络的不同而各有差异。影响人们行为的因素是具体的社会关系，只有在具体的社会关系中，嵌入之中的经济活动才会被理解。限制作用则体现在人们因身处网络关系的不同，进而产生不同的行为③。网络关系的强弱会对人们的行为产生不同的影响，而网络的结构与位置会产生不同的内化过程，因而可以解释不同情境下人类的不同行为——由于强弱关系会有不同的动力学机制，也会产生不同方面的限制作用，因此网络关系的强弱会限制个体在网络中获取的信息，从而决定了人的行为。

---

① SIMMEL G. Conflict and the web of group affiliations[M]. New York: Simon and Schuster, 2010.

② RONALD B. The duality of persons and groups[J]. Social forces,1974 (53):181 – 190.

③ MARK G. Economic action and social structure: the problem of embeddeness[J]. American journal of sociology,1985(91):481 – 510.

(2) 人可以利用社会网络获取地位。

社会网络学派的另一个思路是强调个人可以通过对社会网络的应用主动构建网络，从而获取社会资源与地位。人是关系网络的中心，可以通过理性选择建立起社会关系，因此可以从个人的角度研究其如何发展并获利于这个关系网络[1]。社会资本理论即从该视角解释了人如何通过关系网络获取社会资源与地位[2]，包括社会网络在求职、升迁、企业发展等方面的作用[3]。社会网络是一种社会资本，如果能够得到成功应用，将会极大地改变一个人的生活境遇。网络可以传递信息，而身处网络中的个体其信息量要远大于网络外的个体。此外，网络有推荐作用，网络中的群体会对利益做出反应。网络的有效构建需要异质性，即网络不需要重复的信息，而是要通过不断引入异质信息群体来增加网络

---

[1] COLEMAN,JAMES S. Foundations of social theory[M]. Cambridge: The Belknap Press of Harvard University Press,1990.

[2] NAN L. Social resources and instrumental action[J]. Social structure and network analysis, 1982(1): 31－47.

[3] BIAN Y. Bringing strong ties back in: indirect ties, network bridges, and job searches in China[J]. American sociological review, 1997,62(3): 366－385.

的信息源①。

2. 作为治理机制的网络

将网络作为一种治理机制。机制一般指可以借助其得以运行或发挥作用的东西。市场通常通过价格机制、供需机制和竞争机制运作或发挥作用，而国家治理机制则出组织机制、制度机制和价值机制三个部分构成②，三者分别对应了国家治理涉及的三个基本问题：谁来治理？如何治理？怎样才算治理好了？关于谁来治理的问题，单一主体已难以回应如今日益复杂的各种问题，因此需要从管理向治理转变理念，即需要政府、市场、社会等多元主体参与其中。周雪光介绍讨论了经济学中的交易成本学派（效率机制）、社会学中的制度学派（合法性机制）与社会网络理论（网络机制）三个不同的理论解释逻辑，并对三者进行了比较③，见表1.1。

---

① RONALD B. Structure holes：the social structure of competition［M］．Cambridge：Harvard University Press，1992.

② 竺乾威．国家治理的三种机制及挑战［J］．中共福建省委党校（福建行政学院）学报，2020（3）：4－12.

③ 周雪光．组织社会学十讲［M］．北京：社会科学文献出版社，2003.

表1.1 三种理论解释逻辑的比较

比较的内容	效率机制	合法性机制	网络机制
分析单位	交易	制度领域	网络结构以及其中位置
因果关系、机制	个人追求效率的动机和行为	合法性机制、制度制约	网络结构对人们行为的限制和促成
分析的着眼点	利益关系	制度环境与组织关系	网络结构与个人在结构中的位置
解释的问题	组织或个人的差异	组织或个人的趋同性	组织或个体间的差异

资料来源：周雪光. 组织社会学十讲［M］. 北京：社会科学文献出版社，2003：154.

社会网络机制是以网络结构以及其中位置为分析单位，分析的着眼点在于网络结构与个人在结构中的位置，以及由此位置所带来的对人们行为的限制与促成作用。据此，应急管理系统、复杂网络与网络治理分析的交集即在于对结构的探讨。将网络作为分析工具沿用了社会网络学派的观点，把网络结构以及主体在网络中的位置作为分析单位，关注网络结构对人们行为的限制和激励作用，用以解释组织或个体间的差异。将网络作为治理机制则沿用了治理理论与网络治理的观点。网络是对市场失灵和科层失灵的回应，也是对技术和社会发展的回应，网络能带来在市场或等级制度下不可能取得的积极成果。

3. 复杂网络

复杂网络是指具有自组织、自相似、吸引子、小世界、无标度中部分或全部性质的网络。复杂网络是复杂系统在网络层面的新发展，将复杂系统的各个要素抽象为节点，要素之间的关系抽象为边，即建立起研究复杂系统的复杂网络视角。复杂网络已经被广泛应用于企业经济、新闻与传媒、社会学与统计学等诸多学科。在公共管理领域，学者也做了诸多论述。

从理论探讨的角度看，复杂系统理论与社会治理具有内在的契合性，复杂网络系统所具有的小世界、无标度、社团结构、择优连接等结构范型对社会治理有直接而深刻的影响，加强和创新社会治理需要分析社会系统的复杂网络结构及其特征。① 从复杂网络统计特征

---

① 范如国. 复杂网络结构范型下的社会治理协同创新［J］. 中国社会科学,2014(4):98－120,206.

的角度看，复杂网络的度、度分布、中心性、聚集系数、平均路径等分析指标，可以用来解析网络拓扑结构及网络的无标度和小世界特征，进而分析各个城市、区域的智慧政务信息协同结构与特征，为智慧政务的信息协同建设提供依据①；可以依据复杂网络中的度、中心性、聚集系数等相关指标分析相关的网络结构与特征并提出优化建议②。从构建模型的角度看，基于复杂网络理论可以构建主体—行为二模网络，对网络的特征进行描述，并得出社会组织间缺乏联系、组织紧密度有待提高的结论；社会组织在突发公共卫生事件期间的主要行为仍有所差异，应加强专业领域能力，提供更为专业化、多样化的服务等③。

复杂网络作为研究复杂系统的重要工具，为研究应急管理这一复杂系统提供了重要的方法指向与理论依据，应用复杂系统理论与复杂网络理论系统研究应

① 马捷,蒲泓宇,张云开.基于复杂网络分析的智慧政务信息协同结构及特征研究——以深圳市为例[J].情报理论与实践,2020,43(1):24-32.

② 蒲泓宇,马捷,黄山.基于业务流的智慧政务多源信息协同结构分析——以长春市为例[J].情报资料工作,2020,41(1):14-23.

③ 谢明伟,王焱,王艺桥.基于复杂网络理论的突发公共卫生事件社会参与现状分析——以新冠肺炎疫情为例[J].卫生软科学,2022,36(7):10-14.

急管理的研究还较少。本书试图从复杂网络理论，与复杂网络中规则网络模型的应用以及复杂网络的演化特性及其他特性的角度，对应急管理复杂系统进行探讨。

三、研究思路与研究方法

（一）研究思路

本书共分为六章，第一章绪论部分涵盖四点内容，包括研究背景与研究意义、文献综述、研究思路与研究方法、研究创新点。第二章主要包括核心概念界定、理论基础与分析框架，在梳理应急管理、复杂网络、网络治理等概念与复杂系统理论、复杂网络理论、治理理论的基础上，提出了结构—功能—目标的分析框架。第三章从应急管理系统与复杂网络的契合性进行分析，首先界定了应急管理与系统之间的关系，论证了应急管理符合系统的定义，且应急管理自身的复杂性满足复杂系统的定义；其次论证了应急管理的各个子系统及其复杂性，包括外部环境子系统、治理主体子系统与治理客体子系统。第四章以 J 高校的"楼长制"为案例，对上述分析框架进行了经验检视。在突发公共卫生事件的外部环境下，J 高校通过嵌入形成了以关键节点

"楼长"为核心的"楼长制",构建了规则网络结构,通过党组织嵌入、消除结构洞,充分发挥了党建引领作用促进应急管理全过程功能的实现,提高了应急响应效率,实现了应急管理的精准处置与救援。探索应急管理结构的构建与功能的实现,回应了民众对网络治理理论达成治理目标的信任、参与者规模、凝聚目标共识与网络能力需求。第五章从特殊回到一般,从一般意义上对应急管理系统面向复杂性问题提出了进路。首先,在充分把握复杂网络的小世界、无标度特征,社团结构特征,鲁棒性与脆弱性特征,择优连接特征等基础上,要消除网络的结构洞,运用党建统合复杂节点、关注网络中的脆弱节点等措施,把握应急管理系统的结构。其次,通过党建引领,形成多主体应急管理网络体系,构建信息传递与知识共享系统以促进应急管理系统功能的实现。最后,以网络治理促进应急管理系统的目标实现,从信任的培育、统筹网络规模、凝聚共识、关注网络的能力需求四个方面对网络治理目标的实现进行了探讨。第六章对全书进行总结,梳理研究结论,提出研究展望。

（二）研究方法

文献研究法。文献研究法是一种通过对相关文献进行系统性收集、分析和综合，来获取研究问题的相关信息和数据的方法。它是基于已有研究成果的二次研究方法，适用于对特定研究问题进行综合分析和总结的情况。本书通过系统搜集应急管理与突发公共卫生事件、复杂网络、复杂系统、网络治理等与本书研究主旨紧密相关的传统及电子类文献资料，为后续研究的展开做好铺垫。

案例研究法。应用复杂网络的规则网络模型，通过对J高校"楼长制"案例的搜集与实地调研，深刻剖析案例背后的深层问题，为本书的分析框架增加实证和说服力，为应用复杂网络对突发公共卫生事件应急管理系统的研究提供一定理论与实践上的支持。

系统分析法。该方法从整体出发，对系统内部各要素及其相互关系的动态变化进行综合分析，从各子系统之间的互动反馈与系统整体变化的角度入手，为解决复杂性问题提供思路。应急管理作为一个开放的复杂系统，必然受到外部环境的影响，而其自身的治理主体子系统与治理客体子系统同样是一个动静态结合的复杂过程。因此，本书综合运用系统科学理论与系统分析的方法，对突发公共卫生事件的应急管理系统进行系统论证，深入分析其特征。

四、研究创新点

角度创新。将复杂网络作为研究工具，对突发公共卫生事件应急管理系统的网络结构进行深入刻画，试图从网络结构的角度对应急管理系统的结构与功能进行系统分析。在系统总结突发公共卫生事件应急管理系统（以"楼长制"为代表）的基础上，为今后的风险社会治理、复杂性问题处理、优化协同治理、提高治理效能提供一个复杂网络的新视角。

理论创新。从系统的角度切入，应用复杂网络这一工具，本书试图系统总结突发公共卫生事件应急管理系统的结构与功能，通过案例研究的方法，对治理理论、网络治理理论做出一定的回应。

第二章　核心概念、理论基础与分析框架

一、核心概念

（一）应急管理

应急管理是在应对突发事件的过程中，为了降低突发事件的危害，达到优化决策的目的，基于突发事件的原因、过程及后果进行分析，有效集成社会各方面的相关资源，对突发事件进行有效预警、控制和处理的过程；是为应对突发事件而开展的活动，旨在保障公共安全，避免或减少因突发事件所造成的生命、财产损失和社会失序。从研究对象和范围上看，应急管理是以突发事件为对象的学科，寻求突发事件的发生原因、发展规律并进行系统防范。应急是管理部门应对突发或紧急事件的专门词汇，不仅包括常规性突发事件，也囊括了

重大的、影响人们生死存亡的事件。

对于管理主体而言，应急管理是社会治理体系的重要组成部分，涉及党委、政府、企业、社会组织和公众等各类应急管理主体。要坚持党的统一领导，发挥党建引领作用，总揽全局、协调各方，监督落实应急管理的各项管理活动。应急管理是政府的基本职责，是公共服务的组成部分，政府是组织程度最高的组织体系，掌握大量的专业救援队伍、装备、物资、资金等资源，是应急管理工作的主力军；企业是生产经营的重要主体，做好应急管理工作，强化和落实主体责任是根本和关键，企业也是应急管理物资的重要生产者和提供者；社会组织具有反应灵活、服务多样等优势，可提供多样化、专业性的应急管理服务，弥补政府主导应急管理力量不足等问题，是政府应急力量的重要补充；公众既是突发事件的直接受害者，也是应急管理的直接参与者，要培养和强化其风险意识，提高防灾、自救和互救能力，同时发挥其在群测群防、信息报告、志愿服务等方面的作用。

应急管理是一个复杂、开放的系统工程。应急管理适用于社会系统的失序状态，而常态管理适用于社会系统的有序状态。在应急管理状态下，社会系统的既有结构被打破，各行动主体难以按照既定的职能开展行动，只能通过相互之间的信息交互来彼此适应进而协同行动，从而实现社会系统的结构重建，使社会系统从无序状态回归有序状态。在开放系统中，突发事件往往会以非线性的形式与路径对开放系统产生反作用，即微小的扰动会对整个系统造成各种纷繁复杂的影响，进而形成不同、难以预料的结果。因此需要非制度化行动主体的参与，这些主体包括制度化之外的社会组织和志愿者。突发事件的规模越大，这类群体所发挥的作用越重要。在这样的情况下，应急管理的主体会形成网络结构，以应对突发事件可能产生的各种情况。本书使用的应急管理概念是指对突发公共事件的全过程管理，从过程来看，涵盖从事前、事中到事后的整个周期；从功能表现来看，则为预防、监测与预警、处置与救援、恢复与重建。

突发公共卫生事件包括重大急性传染病疫情、不明原因的群体疾病、新发变异性传染性疾病、重大动物疫情、重大食物中毒和职业中毒、自然灾害诱发的疾病流行、重大环境污染事故、生化核辐射恐怖事件等①。按照事件表现形式，突发公共卫生事件可分为两类：一

---

① 田军章,王声湧,叶泽兵.中国应急医学救援体系的发展现状与对策分析[J].中国应急管理,2013(3):14－19.

类是在一定时间、范围内，一定人群中病例数累计达到规定预警值时所形成的事件，如传染病、中毒、预防接种反应等事件；另一类是在一定时间、范围内，当环境危害因素达到规定预警值时形成的事件，如生物、化学、核与辐射事件，菌毒种丢失等。在我国，每年报告的突发公共卫生事件以传染病类为主。重大传染病疫情是指某种传染病在短时间内发生，波及范围广，出现大量人员感染或死亡病例，其发病率远超历年发病率平均值①。

（二）复杂网络

复杂网络是指具有自组织、自相似、吸引子、小世界、无标度中部分或全部性质的网络。复杂网络具有如下特征：①小世界特征，人人倾向于与自己的朋友、熟人、同事保持频繁联系（熟人社会）。②无标度特征，即少数节点拥有大量连接，而大量的节点拥有少量连接的幂律分布现象（对现实社会最真实的反映）。③社团结构特征，即由相同性质、相同类型的节点组成的子网络。这是对小世界特征的一种强化，即社会网络中存

---

① 安建民,蔡力民.重大传染病政府决策与管理[M].北京:北京医科大学出版社,2005.

在诸多子网络，这些子网络彼此间有较多的连接，而节点的关系相对稀疏，如中国传统社会中的宗族等。④鲁棒性特征，即一般性社会节点的数量远多于中心节点，这些一般节点的变化不会对社会的结构和秩序产生影响。⑤脆弱性特征，即中心节点起支配作用，其他节点对中心节点同向匹配并对中心节点高度依赖，一旦中心节点出现问题，社会网络就会不堪一击。⑥择优连接特征，即主体间的不平等性和竞争性，节点影响力越大，越能优先获得与其他节点连接的机会，表现为同向匹配特征（富者越富）。

多数实际的复杂网络具有如下几个复杂性特征（Newman，2001①；方锦清等，2004②）：网络的大规模性，即网络节点的数量可以达到成百上千万个。节点动力学的复杂性，各个节点本身可以作为一个非线性系统，具有非线性动力学行为。复杂网络之所以复杂，不仅在于网络规模的巨大、网络结构的复杂，而且表现为网络在时间、空间上的动态性，网络行为的复杂性。此

---

① NEWMAN M E J. The structure of scientific collaboration networks [J]. Proceedings of the national academy of sciences, 2001, 98（2）: 404 - 409.

② 方锦清,汪小帆,刘曾荣. 略论复杂性问题和非线性复杂网络系统的研究[J]. 科技导报,2004(2):9 - 12,64.

外，复杂网络中的局部互动关联性涌现出了网络整体上的动态演化行为模式，而这种行为模式又导致网络结构的不断变化与更替，从而使网络在空间和时间上具有演化的复杂性并且展示出丰富的复杂行为，例如网络节点之间不同类型的同步化运动——周期、非周期（混沌）等运动。

（三）网络治理

在反思政府市场关系的基础上，越来越多的人热衷于以治理机制对付市场/国家协调的失败[①]。网络治理作为一种新的治理模式，肩负着超越科层治理失灵与市场失灵的双重任务。

鲍威尔（Woody Powell）提出了既非市场制又非科层制的另一种组织形式——网络式组织[②]。网络既是对市场失灵和科层失灵的回应，也是对技术和社会发展的回应，网络大体能带来在市场或等级制度下不可能

---

① 杰索普,漆蕪. 治理的兴起及其失败的风险:以经济发展为例的论述[J]. 国际社会科学杂志(中文版),1999(1):31-48.

② POWELL W W. Neither market nor hierarchy:network forms of organization[J]. Strategy:Critical perspectives on business and management, 2002 (4):119.

取得的积极成果①。

随着治理理论的不断发展，多元主体（社会组织、公众）被纳入公共管理的治理，逐渐形成纵向与横向相叠加的网络治理模式，这象征着世界上改变公共部门形态的四种有影响的发展趋势（①第三方政府；②协同政府；③数字化革命；④消费者需求）正在合流②。公共事务的治理可以通过不同的间接政策工具及组织间的安排，发展混合治理形态的治理网络。在与科层治理、市场治理对比的过程中，网络治理的独特性逐渐获得确认。一方面，与科层治理相比，网络治理的结构更加扁平化，缺少清晰的统治与从属关系；另一方面，与市场治理相比，网络治理的主体关系是合作、协商、说服以及相互调整，而不是竞争。随着网络治理的不断发展，网络治理成为一种处于自愿与强制之间的中间体或糅合体③，其不仅在企业管理中获得认同，而且在公共管理领域相关公共事务的治理上得到应用，

---

① PROVAN K G, KENIS P. Modes of network governance：Structure, management, and effectiveness [J]. Journal of public administration research and theory, 2008, 18(2)：229–252.

② GOLDSMITH S, EGGERS W D. Governing by network：The new shape of the public sector [M]. Washington：Rowman & Littlefield, 2005.

③ 鄞益奋. 网络治理：公共管理的新框架 [J]. 公共管理学报, 2007 (1)：89–96, 126.

并成为第三种治理模式。网络治理被定义为继科层制和市场制之后的第三种治理机制，其指向是多元的、具有行动能力的组织，通过互相协作实现那些既不能由单个组织完成，也难以通过市场制或科层制实现的目标[①]。我国在城市化和市场化进程中涌现出大量跨部门、跨层级、跨领域的复杂问题（如精准扶贫等），网络治理被认为在解决复杂问题中发挥了关键作用（郁建兴、任泽涛[②]，2012；童星[③]，2015；何艳玲、王铮[④]，2022）。

网络治理是指参与公共事务的各种政府机构、社会团体、利益组织及公民个人之间，通过协调和信任机制维系的组织间的相互依赖和持续互动，在共同协定的制度框架内，凝聚自我管理和共同行动以实现公共

---

① PROVAN K G, KENIS P. Modes of network governance: Structure, management, and effectiveness [J]. Journal of public administration research and theory, 2008, 18(2): 229 – 252.

② 郁建兴，任泽涛. 当代中国社会建设中的协同治理——一个分析框架[J]. 学术月刊,2012,44(8):23 – 31.

③ 童星. 从科层制管理走向网络型治理——社会治理创新的关键路径[J]. 学术月刊,2015,47(10):109 – 116.

④ 何艳玲，王铮. 统合治理:党建引领社会治理及其对网络治理的再定义[J]. 管理世界,2022,38(5),115 – 131.

价值之目标的公共管理新治理范式和运作系统①。网络治理是一种新的治理模式，不同学者对其从多个维度进行了阐释。戈德史密斯认为网络治理是指政府的工作不再依赖传统意义上的雇员，而是更多地依赖各种伙伴关系、协议和同盟所组成的网络，其主要特征是深深地依赖伙伴关系，平衡各种非政府组织以提高公共价值的哲学理念，以及种类繁多、创新的商业关系②。陈振明认为，网络治理是指政府部门和非政府部门（包括私人企业、非政府组织以及个人）等众多行动主体彼此合作，在相互依存的环境中分享公共权力，共同管理公共事务的过程③，且只有网络治理结构才符合现代意义上的治理模式④。

网络治理目标的达成有赖于信任机制和协调机制的培育和落实⑤，治理仍将建立在以民族国家为中心的

---

① 李志强．网络化治理：意涵、回应性与公共价值建构［J］．内蒙古大学学报（哲学社会科学版），2013,45（6）：70－77.

② 戈德史密斯，埃格斯．网络化治理：公共部门的新形态［M］．孙迎春，译．北京：北京大学出版社，2008.

③ 陈振明．公共管理学———一种不同于传统行政学的研究途径［M］．北京：中国人民大学出版社，2003.

④ 陈振明．公共管理学原理［M］．北京：中国人民大学出版社，2013.

⑤ 鄞益奋．网络治理：公共管理的新框架［J］．公共管理学报，2007（1）：89－96,126.

基础上，国家权力、国家间的权力分布仍然十分重要，但"国家"的旧有形象或许将变得越来越与实际不符，因为国家机构与私人部门、第三部门的联系越来越网络化而难分彼此。与此同时，跨政府关系网络、跨国关系网络将变得越来越重要①。斯科特（Adriaan Schout）和乔丹（Andrew Jordan）认为，网络治理途径有两种：一是自组系统；二是主动领控，此途径意在改变以往的政府治理形态，赋予行动者自我管理的任务，促使他们协商以达成集体共识。网络治理中有两个核心概念：一是政策网络的结构，牵涉成员的组成、网络的界限及任务等；二是网络成员的互动，牵涉资源与权力的交换等②。

二、理论基础

（一）复杂系统理论

一般系统论的创立者贝塔朗菲（L. V. Bertalanffy）

---

① 奈,唐纳胡. 全球化世界的治理[M]. 王勇,门洪华,王荣军,等,译. 北京:世界知识出版社,2003.

② SCHOUT A, JORDAN A. Coordinated European governance：self – organizing or centrally steered？[J]. Public administration, 2005, 83(1)：201 – 220.

将系统视为互相联系、互相作用的各组成部分（要素）的复合体①。这些要素之间具有高度的相互关联性和相互依赖性，一种要素的变化会同时引发其他要素的变化，从而改变整体的属性或功能②。钱学森从控制论的角度提出，"系统是由相互依赖和相互制约的若干组成部分结合成的具有一定功能的有机整体"③。汪应洛将环境这一要素纳入系统整体，将系统表述为"由两个以上有机联系、相互作用的要素所组成，具有特定功能和环境的整体"④。

系统是由相互依存、相互制约的要素在和环境互动中形成的具备特定功能的有机综合体，它具备整体性、相关性、动态性等基本特征。复杂系统是相对于"牛顿范式"的简单系统而言的，目前学者已经从不同的研究角度对其进行界定。例如，司马贺认为复杂系统是指"由许多部件组成的系统，这些部件之间的相互

① 贝塔朗菲. 一般系统论[M]. 秋同,袁嘉新,译. 北京:社会科学文献出版社,1987.

② 苗东升. 系统科学精要[M]. 第三版. 北京:中国人民大学出版社,2010.

③ 钱学森. 论系统工程[M]. 上海:上海交通大学出版社,2007.

④ 汪应洛. 系统工程[M]. 第四版. 北京:机械工业出版社,2008.

作用不是简单的，在这种系统中整体大于部分之和"①。成思危认为，"复杂系统最本质的特征是组成所具备的某种程度的职能，即具有了解其所处的环境，预测其变化，并按预期目标采取行动的能力"②。正如保罗·西利亚斯（Paul Cilliers）所说，"如果某事物是复杂的，就不可能从简单理论得到恰当的描述，关注复杂性必须关注特定的复杂系统"③。

从复杂系统的理论基础出发，探讨应急管理的系统适用性；从复杂系统的特征入手，讨论应急管理系统的契合性。复杂系统具有非线性层级结构，系统开放性、动态性、随机性与不确定性等特征④。而在一种非常态的管理——应急管理中，同样具有开放性、动态性、随机性等与复杂系统相契合的特征。本书以复杂系统为研究基点，论证应急管理的复杂系统特征。

① 司马贺. 人工科学:复杂性面面观[M]. 武夷山,译. 上海:上海科技教育出版社,2004.

② 成思危. 复杂科学与系统工程[J]. 管理科学学报,1999(2):3-9.

③ 保罗·西利亚斯. 复杂性与后现代主义:理解复杂系统[M]. 曾国屏,译. 上海:上海科技教育出版社,2006.

④ 曾珍香,张培,王欣菲. 基于复杂系统的区域协调发展[M]. 北京:科学出版社,2010.

（二）复杂网络理论

网络是自然界和社会系统中客观存在的普遍现象，几乎所有的复杂系统都可以抽象为网络模型，它遵循一定的自然和社会经济规律。这些网络往往具有大量的节点，节点之间有着复杂的连接关系。网络模型具有一般意义，因为复杂系统的微观动力学机制源于子系统之间的相互作用（两个子系统间传递物质、能量、信息的行为）。

复杂网络理论是复杂系统理论的新发展，也是复杂系统科学研究的新领域。复杂网络的研究为复杂系统的结构演化提供了依据。复杂网络是研究复杂系统的模型，其发展经历了规则网络、小世界网络、随机网络、无标度网络等阶段。规则网络是描述按照既定规则联系的网络；按照节点连接概率的自高向低可依次构建出规则网络、小世界网络与随机网络；无标度网络是最能真实刻画现实社会的网络，其节点连接呈现出幂律分布，即少数节点往往掌握着大量连接。复杂网络理论能够为应急管理开拓出新的研究领域和研究方法，是对应急管理的拓展。复杂网络理论分析提出一系列指导应急管理研究的概念、命题、基本原理及相关的理论，并引入网络结构、动态演化、仿真模拟等测度手段和分析技术，从而能够更好地理解应急管理内部的微观机制及其关系，探知通过逻辑思辨所无法得到的趋势，以摆脱现有应急管理还原主义解释和循环论证的困境。

根据文献，一个网络之所以被称为复杂网络，大致包含以下几层内涵：首先，它是大量真实复杂系统的拓扑抽象；其次，它在结构上比规则网络和随机网络复杂，因为规则网络和随机网络可以很容易地生成，而复杂网络却比较困难；再次，网络是不断演化的；最后，网络动力学的复杂性，即网络中的每一个节点都在不停地变化，而且不同的节点有不同的动力行为。由于复杂网络是大量复杂系统得以存在的拓扑基础，因此对它的研究被认为有助于理解"复杂系统之所以复杂"这一至关重要的问题。

应急管理本身是一个系统，而且是一个开放的、耗散的、有人参与的、演化的复杂网络系统。应急管理系统的网络结构，既是应急管理功能实现的必要机制，也是应急管理系统的作用对象。借助这一网络结构，应急管理主体之间相互作用，促成新制度的涌现、演化及功能的实现。在应急管理系统中，位于每一个节点上的主体在应急管理的过程中其行为都是彼此依赖的，即每一个应急管理主体的行为都以其他主体已经采取的行动为条件。复杂制度网络系统具有小世界、无标度、社团结构、脆弱性、鲁棒性、择优连接等复杂网络特征，借助这些特征能够更好地理解应急管理现象及其过程。

应急管理系统从本质上说是应急管理主体之间相互协同、竞争、博弈而成的复杂系统。在描绘应急管理系统时，人们常常认为其是一个随机网络，原因是人们往往根据自己的偏好、兴趣、文化特质、思想意识来参与应急管理，而个人的偏好、兴趣、文化特质及思想意识多种多样，这样可选择的制度数量也极其庞大，因而应急管理将呈现出相当随机的结果。然而，现实中应急管理的特点与人们的预测往往大相径庭。如前所述，应急管理系统本质上是一个复杂的网络系统，既不是随机网络，也不是规则网络，其演化具有小世界、无标度复杂网络的特征。应急管理系统的网络化结构，即是新体系产生的必要机制。对于网络结构的研究，往往忽视甚至并未深入了解网络化结构本身。从本源上说，网络不仅是应急管理新结构产生的方式，还是影响应急管理绩效评价的方式。因此，对应急管理系统的研究需要借助网络，尤其是对复杂网络系统研究的方法。

（三）治理理论

20 世纪 90 年代以来，治理一词在政治学、公共管理学、社会学等诸多学科中频繁出现。詹姆斯 N. 罗西瑙（James N. Rosenau）认为，治理是在没有强权力的情况下，各相关行动者通过克服分歧、达成共识以实现某一共同目标的过程，强调治理依靠的是共同目标的协商与共识[①]。随着治理理论的不断发展，网络化治理代表了四种趋势的集合，它将第三方政府高水平的公私合作特性与协同政府充沛的网络管理能力结合起来，然后利用技术将网络连接到一起，并在服务运行方案中给予公民更多的选择权[②]，网络化治理在关注政府内部纵横网络建构的同时，更强调政府、市场和社区三者之间的良性互动，治理的指向范围更广，更关注联合。

在探讨网络治理目标能否实现的问题上，普罗文（Keith G. Provan）和凯尼斯（Patrick Kenis）对于网络运作能否成功给出了 4 个权变条件：信任、规模（参与者的数量）、关于目标的共识、任务性质（网络层次

---

① ROSENAU J N, CZEMPIEL E O. Governance without government [M]. Cambridge：Cambridge University Press，1992.

② GOLDSMITH S, EGGERS W D. Governing by network：the new shape of the public sector[M]. Washington：Rowman & Littlefield, 2005.

能力的需求）。理解网络层次互动最关键的在于信任的分布，以及网络成员之间是否互惠；任何网络治理的根本问题，都是需要适应和协调多个组织的需求和活动；关于目标的共识和"场域相似性"（domain similarity）可以使参与组织的表现更好；组织因各种原因加入或组建网络，其中包括对合法性的需求、更有效地服务客户、吸引更多的资源以及解决复杂问题①等。

①信任的分布。网络治理为应急管理治理目标的达成指明了方向，而网络的形成则源于应急管理各主体对党和政府的信任。因此，在我国的应急管理网络结构中，各大企业、社会组织、社区、志愿组织都对党和政府的应急管理政策与命令坚决贯彻落实，各主体各司其职，为应急管理系统有效运行做出了重要贡献。在应急管理网络结构中，一部分是以行政命令为基础进行的网络治理，另一部分是由沟通协商进行的网络治理。在母系统中，又形成以各级政府为中心，其他企业、社会组织等多元主体参与的子系统，如在全国层面形成的全国应急管理网络，在市级单位层面形成的市

---

① PROVAN K G, KENIS P. Modes of network governance: structure, management, and effectiveness[J]. Journal of public administration research and theory, 2008, 18(2): 229－252.

级应急管理网络等。②关于目标的共识。党和政府的目标是快速对突发公共事件做出响应，维护社会安全稳定，保证公众生命财产安全。企业在突发公共事件中既是受害者（企业的生产受到了严重损失），也是重要的产品提供者，其不仅为营利提供商品，在突发公共事件中，为了完成维护社会稳定的目标，使自身尽快复工复产，通常也充当了公共卫生物品的提供者。在突发公共事件中企业与党和政府的目标一致将凝聚成强大的力量。社会组织的部分功能与政府重叠，因此在社会突发公共事件时，往往与党和政府的目标一致，也迅速加入突发公共事件网络中。③任务性质（网络层次能力的需求）。在我国目前形成的应急管理网络中，由党、政府、企业、社会组织、社区、公众等担任网络的重要节点，更多地承担着完成党和政府的政策与指令的责任，以求能将党和政府的指示做到实处，使应急状态下的各项措施滴水不漏。

三、分析框架

综合上述概念与理论，应急管理是一种全过程管理，包括事前预防，事中监测与预警、处置与救援，事后恢复与重建，即意味着应急管理的功能预设为全阶段的预防—监测与预警—处置与救援—恢复与重建功能。然而，应急管理系统其复杂系统内部更易出现非线性扰动，产生一系列不可预测、不可预知的后果。此外，人为因素对该系统的响应同样可能会使系统产生额外的后果。基于此，本书的分析框架在引入复杂系统、复杂网络的基础上，综合运用网络治理理论，提出了结构—功能—目标这一理论框架。

系统是人们依据"经验的单元"选择构建起来的"某种假设或模型"①，因此对于系统这一概念的理解并非基于简单的经验认知，而是应建立在人类复杂细致的思维活动上的、用以描述日益复杂问题的客观实在。对于系统的理解可以从三个方面展开：一是系统由若干要素组成，要素可能是个体，也可能是一个子系统；二是系统有一定的结构，系统是其构成要素的集合，这些要素之间相互联系、相互制约；三是系统有一定的功能，即系统有一定的目的性，其功能表征为系统在与外部环境相互联系和作用中表现出来的性质与能力。

传统的系统观建立在以牛顿三定律为基础的简单

---

① ROSEN R. Anticipatory systems：philosophical，mathematical and methodological foundations[M]. Oxford：Pergamon Press Oxford，1985.

系统上。近代以来，以牛顿三定律为基础建立起来的自然科学体系将简单性作为科学发展的信条，对于任何烦琐和异常都可以毫不犹豫地操起"奥卡姆剃刀"，直到将任何复杂性问题转化为简单性问题进行理解。然而，随着科学技术的发展，特别是计算能力的快速发展，事物诸多方面呈现出的复杂性可以更加清楚地被人类感知并计算出来。人们渐渐意识到，已经无法再单纯利用简单性囊括并解决所有复杂性问题。事物本身并不单纯隶属一种简单系统，而更多的是一种复杂系统。20世纪70年代形成了以耗散结构论、协同论、突变论为代表的"新三论"。以"老三论"为基础建立起来的线性系统理论本质上属于简单性问题，因而无法对付结构不良的系统问题，迫使"新三论"转向以结构不良系统的复杂性问题为研究对象[①]。1984年，圣菲研究所将上述理论的名称统一为复杂性科学。复杂性科学打破了线性、均衡、简单还原的传统范式，将研究视角从简单系统转向复杂系统。随着系统复杂程度与不确定性的不断增加，其逐渐表现出一种不可还原的特征。对系统各个组成部分的理解难以推断出系统的

---

① 苗东升. 系统思维与复杂性研究[J]. 系统辩证学学报,2004(1)：1–5,29.

整体行为。例如，社会系统远离平衡态会不断形成耗散结构，自组织地产生出结构分岔、行为混沌与分形等复杂性特征①。如果某事物是复杂的，就不可能从简单理论得到恰当的描述，关注复杂性必须关注特定的复杂系统。复杂系统由众多简单元素及由其形成的子系统构成，呈现出非线性、多样性、开放性、动态性、随机性和不确定性等特征②。复杂系统内的各元素与子系统之间相互依赖，相互传递物质、能量与信息，同时与外部环境进行连续不断的互动，进而更新自身的内在结构以实现自身的演化。复杂系统的开放性是自组织的先决条件，同时通过非线性的资源与信息交互促使自组织演化，并形成复杂系统的适应性等特征，进而以此为基础演变成一种良性循环过程。复杂系统内部的规模、结构、特征、动力和机制在不断变化过程中受制于多种因素，甚至可能出现突变现象。

综上所述，在综合应用复杂系统理论与复杂网络理论的基础上，本书为回应网络治理的有效性问题提

---

① 范如国. 复杂网络结构范型下的社会治理协同创新[J]. 中国社会科学, 2014(4):98-120, 206.

② 曾珍香, 张培, 王欣菲. 基于复杂系统的区域协调发展[M]. 北京:科学出版社, 2010.

出了一个新的分析框架，即结构—功能—目标。对于复杂系统、复杂网络的应用可以更好地回应当下以易变性、不确定性、复杂性、模糊性为特征的乌卡时代的社会问题，对日益复杂的应急管理问题做出更好的解释。

第三章　应急管理系统与
复杂网络的契合性分析

一、应急管理系统与复杂网络的契合性分析

应急管理本质上是一个复杂系统，作为其对象的突发事件本身就是一种不确定性，且是风险、灾害、危机共同呈现的不确定性①。无论是自然灾害、事故灾害、社会安全事故还是公共卫生事件，其本质都是一个充满不确定性的复杂系统②。应急管理是一个由主体子系统、客体子系统和环境子系统组成的复杂系统。受系

①　童星,张海波. 基于中国问题的灾害管理分析框架[J]. 中国社会科学,2010(1):132-146,223-224.

②　范如国. 复杂网络结构范型下的社会治理协同创新[J]. 中国社会科学,2014(4):98-120,206.

统结构、功能、资源等众多因素的影响，各子系统能力呈现出不对等的特征，如政府、市场、社会组织在突发事件中的反应与承受能力就不尽相同。复杂系统中伴随着非线性作用，表现为多元主体的异质性特点，受客观环境的影响，主体对环境的适应性会产生不同的反应，同时会根据自身发展演化的历史特征选择不同的应对策略，包括社会习俗、信任层次、制度因素等。由于复杂系统内部的普遍联系，各子系统呈现出相互制约、相互协调的特点，与非线性作用相互作用和影响，加剧了应急管理复杂系统的复杂性。因此，要从系统的角度研究应急管理，须先讨论应急管理是否严格符合系统的定义。

（一）应急管理符合系统的定义

1. 应急管理具有相关性

系统内部的各要素之间相互联系，且各要素之间相互作用、相互影响，包括各要素之间物质、信息等的交换。从应急管理的角度看，这些要素包括其主体，涵盖党、政府、企业、社会组织、公民等。这些多元主体围绕突发事件展开协同合作，抑或利益博弈。在这些互动过程中，单个主体基于不同的利益关系形成各自的利益网络，在互相作用、互相影响中助力或反助力应急管理活动。此外，信息技术的可达性促进了信息在利益网络中的传递，这一方面促进了治理效率的提升，另一方面成为治理不确定性的来源，增强了应急管理的相关性。

2. 应急管理具有整体性

应急管理由不同的要素组成，这些要素不仅包括了多元治理主体，还包括了外部环境与治理客体，这也决定了应急管理的组成要素之间并非线性关系，而是在相互作用、相互制约的动态过程中形成的风险统一体。除了受环境影响，应急管理还受到历史、制度和文化的影响，它植根于特定的社会文化之中，并由此产生包括价值观念、文化习惯等在内的各种因素的影响，针对不同区域产生不同的应对措施，这充分体现出应急管理的整体性特征。不同的主体之间既存在利益博弈也存在协同合作，即使在共同的突发公共事件场域下，不同的利益主体间仍然存在不同的行为选择。这使得应急管理工作原本依靠政府进行管控的方式不再可行，需要从整体的角度全盘入手，综合考量应急管理功能的可实现性。

3. 应急管理具有动态性

从应急管理的过程看，包括事前、事中、事后等阶段，每个阶段的外部环境、治理主体、治理客体都在不断地发生变化。从历史的角度看，应急管理在发展过程中，存在不断的危机学习与动态调整。系统亦是如此，系统需要通过外部环境的变化不断调整其内在结构，完善其功能，继而实现系统的持续演化。系统的规模、结构、功能、动力等是在与外部环境的不断交互中实现的，并且这些演化既包含了自低级向高级的过程，也包含了自高级向低级的过程，甚至伴有持续混沌的状态。从应急管理的动态性角度看，不仅其预防是需要动态变化的，其监测与预警、处置与救援也是在与外部环境的不断交互中实现的，根据外部环境的不断演化实现战略调整，并形成与其相适应的应急响应行为。

（二）应急管理系统的复杂性

系统包括一般的相关性、整体性与动态性，若要满足系统的复杂性，还应探讨应急管理的复杂性，包括开放性、远离平衡态、非线性、多层次性与不确定性。

1. 开放性

开放性是指复杂系统在物质、能量、信息等方面与外部环境持续交互，并因此促进复杂系统不断适应外部环境的变化。应急管理系统的开放性主要体现在：一是应急管理系统要与外部环境进行交互，并不断适应外部环境的变化以对自身的行为做出调适。这里的外部环境不仅包含以风险社会为代表的风险综合体，同样包含了以政治、经济、社会等为代表的宏观环境层面。二是各子系统与外部环境的交互。以治理子系统为例，需要不断地根据外部风险综合体使自身的结构发生变化，演化出适合应对风险的结构，实现其应对风险的功能，不断更新其治理目标，优化其体制机制，实现治理子系统的自我更新与自我组织。

2. 远离平衡态

远离平衡态是系统存在形式的概念，当系统处于平衡态时，系统的结构单一，行为模型简单，内部流动较少，处于一种"死"状态。当系统不断远离平衡态，系统的非线性动力在逐步放大之后进入分岔点，进而形成新的耗散结构，实现新的秩序①。在远离平衡态的状态下，系统不断实现自身的"新陈代谢"。应急管理

---

① 陶家渠. 系统工程原理与实践［M］. 北京：中国宇航出版社，2013.

系统是一种在非常态情况下实现的管理，结构受损是题中之义。应急管理的主体在参与机制、资源要素、自身能力等方面呈现出不均衡的状态，当这种不均衡的状态聚集到各个子系统，各子系统因为其组织在基础资源禀赋、利益取向等各方面的不平衡被进一步放大，进而导致各子系统在信息获取、资源交换等方面拉开差距，这些差距是应急管理系统远离平衡态的突出表现。此外，受制于应急管理系统的结构受损等因素，应急管理本身即是从旧的平衡向新的平衡转化过程中的一种远离平衡态。

3. 非线性

非线性是与线性相对应的概念，其本质是在复杂系统中从原有的单一点对点作用转而表现为多点对单点、多点对多点等作用，进而使得复杂系统内部催生出涌现性行为。应急管理系统的非线性作用表现为作为其治理子系统的多元主体具有异质性，这些多元主体在目标、利益与动力上各有不用，其组织结构与行为会产生不同的应对效果，并且受历史经验与自身经验的影响产生不同的行为方式，因此催生出对突发公共卫生事件的非线性作用。此外，不同主体具有不同的适应行为，在应对突发公共卫生事件时，多元主体不仅会对客观事件产生不同的反应，同时会根据其他主体做出的反应对自身的策略与形成做出调适。例如，各种社会习俗、产权制度、行为规范、尊严、诚信、互惠、礼仪、仪式等，既是多个个体复杂互动的结果，亦因多个个体复杂互动而变迁①。各子系统具有不对称的非线性作用，使得各子系统间的相互影响摆脱了简单线性因果的束缚，呈现出相互制约的复杂连接。应急管理系统内部宏观、微观层面均存在多维交错的非线性作用，这种作用使系统内部呈现不对称性与非均质性。在势差的作用下系统内部各种熵流开始重新配置，组分间关系日趋复杂并交织，系统得以从低级有序走向高级有序②。

涌现性是复杂系统演化过程中具有的一种整体特性，表现为从简单到复杂的变动。通过结构与功能的涌现，系统不断地调适自身与外部环境之间的关系，解决自身的不足，实现整体大于部分之和的效果。应急管理系统的涌现性表现为系统内部组织之间的规模与结构相结合，参与者的能动性对其效果产生反馈，个体的自我意识表

---

① 杨冠琼,刘雯雯. 国家治理的博弈论研究途径与理论洞见[J]. 中国行政管理,2017(6):54-61.

② 邱跃华,钟和平. 基于耗散结构理论的社会治理思考[J]. 改革与开放,2015(17):3-4.

现与能力不断增强，各参与主体在微观层面开展的各项交互行为在持续累积后得以跨越临界线，在宏观层面上涌现出结构变革和功能创新①。复杂系统的涌现特征一般在宏观层面上显现出来，使系统呈现出全新的特征，且是系统各子系统、各组分之间所完全不具备的新结构或新功能。涌现的存在意味着具有自我组织能力的复杂系统，为了解决所遭遇的问题与挑战，会自发地形成或改变其内在结构以取得调适②。这种涌现特征具有不可预测性，也无法得到简单还原。最初的微小变化会导致全然不同的结果，简单的动力能够产生令人震惊的复杂行为③。因此，对微小细节的疏忽很有可能使应急管理系统产生不可估量的后果，如一旦对某个问题处理失当，就可能会诱发其他联动问题。反之，把握好应急管理系统的诸多细节可以使其产生巨大动力。

4. 多层次性

应急管理系统的各组成要素间存在种种差别，且

---

① 张群,张卫国,马勇. 中国金融市场系统复杂性的演化机制与管理研究[J]. 管理科学学报,2017,20(1):75—86.

② 沃尔德罗普. 复杂:诞生于秩序与混沌边缘的科学[M]. 陈玲,译. 上海:三联书店,1997.

③ 沃尔德罗普. 复杂:诞生于秩序与混沌边缘的科学[M]. 陈玲,译. 上海:三联书店,1997.

在网络中的位置也呈现出不同特征，形成了系统的多层次结构。微观层面：因主体固有的差异性，在应急管理过程中，不同的个体节点、社团结构在不同层次上形成涌现，进而产生新的结构。中观层面：应急管理系统的各个层次都是系统在某方面的具现，每一个层次均受制于上一层次与次一层次，并由此形成各组分之间的相互制约与相互影响，这种不同层次的相互作用会促使系统功能的涌现。不同治理层级互为条件、互为目的，既不能相互割裂，也不能相互替代①。宏观层面：上述各个层次分属应急管理系统的主体子系统、客体子系统，其功能的实现同样依靠各子系统的协调配合。

除此之外，我国在历史上形成的区域分化与多民族特质、经济发展不平衡等特征，使应急管理不仅要关注其外部环境子系统，还要关注特定地区的文化、经济发展等多个因素的多个层次。

5. 不确定性

不确定性是应急管理系统在决策指定时无法忽略的重要因素，突发公共卫生事件的多变性使得准确把

---

① 乔耀章. 政治学视野中的社会治理"三部曲"[J]. 江苏行政学院学报,2014(5):94-98.

握其变化的难度极大。一方面，在现实演化中会出现多路径选择，这些路径既包含当下面临的最优解，也包含低效率解。受随机因素的影响，当下最优路径可能会演化出其他副作用，低效率解则演化成最优解。在这些因素的不确定性与不可预测性下，应急管理的路径选择就变得充满困惑。一方面，一旦决策产生，系统就难以摆脱其演化过程的桎梏。另一方面，一旦不确定性出现，系统就会应用局部知识来应对与适应不确定性，从而加剧应急管理系统自身的信息不完备风险。

应急管理的复杂性不只体现为参与应急管理的主体众多，利益主体复杂，还体现为应急管理与经济发展、社会稳定、环境治理等效果的复杂相关。因此，应急管理是典型的变量众多、权属驳杂、机制繁复、状态嬗变的复杂巨系统。

二、应急管理系统的各子系统分析

应急管理系统具有复杂系统的典型特征，因此，可以将应急管理系统视作一个复杂系统。运用复杂系统理论和方法研究社会治理系统是具备可行性的。应急管理系统这一母系统包括环境、主体、客体和三大子系统。环境子系统指应急管理系统与外部进行物质、能量、信息等交互的场域；主体子系统指在应急管理活动中，承担各类治理任务的多元主体；客体子系统既包括应急管理需要协调的各项公共事务，也包括应急管理的直接管理对象、个体及组织。

（一）外部环境子系统

外部环境子系统是指应急管理活动所处的外部环境。这些外部环境会直接或间接地影响应急管理的结构、功能与目标实现。①经济环境，包括国内和国际的经济形势、宏观经济政策等。②政治环境，包括政府的政策、法规和监管措施等。政治环境的稳定与否、政府的支持度和政策的变化都会对应急管理产生影响，因此需要密切关注政治环境的变化。③社会文化环境，包括人口结构、社会价值观念、文化习俗等。社会文化环境的变化会影响个体的需求和行为习惯，应急管理需要根据社会文化环境的变化来调整其整体行动，选择更优的路径去实现应急管理的预防、监测与预警、处置与救援等功能。除此之外，外部环境中更关键的是信息技术的快速变化，这是 21 世纪简单系统向复杂系统转变的重大变量。

虚拟网络等信息技术的不断更新迭代，改变了应急管理原有的外部环境与治理条件。2021 年 3 月 11 日第十三届全国人民代表大会第四次会议通过的《中华人民共和国国民经济和社会发展第十四个五年规划和 2035 年远景目标纲要》，对于加快数字化发展，建设数字中国提出了新的要求，要"迎接数字时代，激活数据要素潜能，推进网络强国建设，加快建设数字经济、数字社会、数字政府，以数字化转型整体驱动生产方式、生活方式和治理方式变革"①。这些基础设施建设为信息技术的快速发展与普及提供了重要的前提条件。同时，信息技术的快速发展自身也成为复杂性的来源。

信息技术的发展成果在人类社会中具有可达性。当这些技术被广泛应用于人类社会时，手机成为现代通信与信息获取的工具，以 5G 为代表的互联网技术改变了传统的信息获取方式。"计算机网络本质上就是社会网络，它连接的是人、组织和知识"②，信息技术的

---

① 新华社. 中华人民共和国国民经济和社会发展第十四个五年规划和 2035 年远景目标纲要[EB/OL]. [2021 – 03 – 13]. http://www. gov. cn/xin-wen/2021 – 03/13/content_5592681. htm.

② WELLMAN B, SALAFF J, DIMITROVA D, et al. Computer networks as social networks: collaborative work, telework, and virtual community [J]. Annual review of sociology, 1996, 22(1): 213 – 238.

发展以基础设施的形式进入人类社会，并不断改变着人类的认知模式。以信息传播为例，传统的传播方式是点对点，而如今的信息呈现出一种点状爆发的态势在网络中传播，打破了传统信息传播的时间性与空间性，致使信息与数据在为人类社会提供便利的同时反作用于风险社会治理。当人类之间的联系成本变得越来越低，人群之间建立起广泛而普遍的联系时，人类社会在享受科技带来的便捷生活的同时，风险社会治理的难度也增加了。风险社会治理的对象变得异常复杂，各种自组织不断涌现，使得社会本身不断呈现出复杂性特征，尤其我国处于不断统筹改革发展稳定、调整复杂利益格局的深化社会改革时期，对风险社会治理提出了更为深刻的要求。

信息技术的高速发展在为人类带来诸多便利的同时，其诸多副作用逐渐显现。"在发达现代性中，财富的社会化生产与风险的社会化生产系统相伴。"① 风险是由现代化的不断发展与全球化引发的，世界各国彼此深度融合，由此导致发达现代性下的风险不再局限于发生地，而是会产生一系列连锁反应，超越时空的界

---

① 贝克. 风险社会:新的现代性之路[M]. 张文杰,何博闻,译. 南京:译林出版社,2008.

限，在全球化的背景下不断蔓延。所谓风险社会就是人类面临重大的不确定性因素的增多以及人类应对风险的能力受到多重考验，已然建立起来的风险治理机制不再有效。风险引发的系统性损害不可逆、不可见，在现代化的全球化风险中没有任何一个国家可以独善其身。对于风险社会的治理，我国的方案是"构建人类命运共同体，实现共赢共享"①，即风雨同舟，荣辱与共，立足于全球各国人民的发展，坚持共商共建共享原则，将国际事务纳入人类命运共同体的共识中去解决。构建人类命运共同体是一种重新考量世界各国关系的方案，将世界各国纳入人类命运共同体中，打破世界格局中的线性思维，倡导以一种平等、开放、整体的思维去解决发达现代性中的风险社会问题。21世纪以来，人类所处的社会环境出现重大变革。在自然环境层面，过度的工业化导致全球气候变暖等异常灾害频发，物种减少和资源枯竭等问题剧增。在政治社会方面，世界各大国之间的权力角逐越发突出，区域性战争烽火四起，单边主义对联合国宪章下的主权国家秩序形成挑战，各种非传统安全等威胁着人类的和平稳定局势。同

① 习近平. 共同构建人类命运共同体——在联合国日内瓦总部的演讲[N]. 人民日报,2017－01－20(2).

时，人类面临的技术性风险问题也日益凸显，网络社会治理越发困难。例如，治理风险的增加导致现代国家对网络监管技术使用需求增多，算法技术下的权力渗透加剧了社会个体的紧张与敏感。全球化范围内市场经济的汹涌发展使"唯利益至上"充斥社会，财富分配的两极分化加剧了社会阶层固化，激化了各阶层群体之间的观念对立，社会抗争事件层出不穷，这一系列社会不平等现象也加剧了人类的原子化和社会失序，各种民粹主义现象涌现，民粹主义政党在欧美诸国逐渐占据议会多数席位，成为导致社会不稳定的重要政治因素。全球化时代的到来和各国之间交往的日益密切又进一步将某一国内的风险因素逐渐传播到全球范围，世界再无一座平静独立的孤岛。新冠疫情的突发及其在全球范围内的传播是当下风险社会治理中的一个突出表现，是全人类需要紧密合作共同应对的重大突发性公共危机事件。这一突发性公共卫生危机既考验着世界各国应对风险的治理能力，也促使全球各国打破过去的单边主义倾向，需要运用新的治理思维和治理逻辑来推进治理方式的革新。

（二）治理主体子系统

进入 21 世纪，新兴科技迅速发展，其不仅重塑了经济社会的运转方式，也推动着政府运用网络技术驱动治理现代化的实践，我国服务型政府建设取得了显著成效，政府治理能力显著提高。政府通过网络技术将服务职能转移到网上，为社会提供更加优质高效的服务，从根本上改变了传统的政府服务模式，使政府服务不断向数字化、网络化、一站式转变。当下应急管理所面临的问题和挑战具有多样性、多层次和多维度的特点。这些问题涉及因素众多、相互交织，需要多方面、多角度的治理。

治理主体子系统是指由各类组织和机构组成的系统，用于实施和管理国家、地区或组织的治理事务。治理主体子系统包括政府机构、非政府组织、企业和其他利益相关方。政府机构是治理主体子系统中最重要的组成部分，负责制定和实施政策、法规、规划以及管理公共事务。非政府组织是指独立于政府的民间组织，包括社会团体、行业协会、慈善组织、人权组织等。企业是治理主体子系统的重要组成部分。企业在市场经济中扮演重要角色，通过生产和经营活动为社会提供产品和服务。其他利益相关方包括社会组织与公众等，他们通过各种形式的参与和合作，对应急管理发挥作用。多元化的治理主体能够增加应急管理的参与度、专业化程度，有利于通过多元治理主体形成合力从而有效应对突发公共卫生事件。治理主体子系统的目标是在合理分工、协调合作的基础上，有效地对突发事件做出预防与响应，形成治理网络，实现良性互动。

改革开放以来，为适应经济社会发展，我国先后进行了多次机构改革，不断推进政府职能转变，采取机构优化、职能转变、流程再造等措施，以达到提高行政效率、优化职能配置、增强政府治理效能的目标。然而，要建设人民满意的服务型政府，如何妥善处理政府与市场、社会的关系是重中之重。就当下政府发展的基本路径而言，深化政府职能转变，构建服务型政府成为应对复杂性治理的重要路径之一。改变政府的传统治理模式亟须网络思维的实践运用，这主要体现在统合多元主体之间的治理合力，促进政府与各社会主体在社会网络组织结构中的多元互动。以政府与各社会组织间关系的合理性来保证治理主体参与的平等性与积极性，以社会协商共建提升政府治理能力。

由网络信息技术催生的信息传播机制的革新，以及由此产生的数字化与智能化趋势，不断打破组织的界限，冲击着原有的科层制下的线性组织结构。第三部门的崛起，使得网络治理越来越成为现代治理的发展趋势：强调政府与非政府部门等多元主体相互合作，分享公共权力，共同管理公共事务①，其终极目标在于提高或实现公共价值。在戈德史密斯的语境下，其即是利用现代的网络技术将公私合作特性与政府的网络管理能力结合起来，再利用技术手段将网络进行连接。

（三）治理客体趋向复杂化

治理客体的复杂性及不平衡问题。治理客体的复杂性是指治理过程中所治理对象的复杂性。在现实世界中，许多问题和挑战都涉及多个利益相关者、多个层面和多个因素的相互作用。

人性的复杂性。英国思想家、政治家埃德蒙·柏克（Edmund Burke）认为，"人性是错综复杂的，社会的目标也有着最大可能的复杂性"②。个体行为往往在某些不可预测的要素影响下表现出不规律的特征。此外，

---

① 陈振明．公共管理学——一种不同于传统行政学的研究途径[M]．北京：中国人民大学出版社，2003.

② 柏克．法国革命论[M]．何兆武，等，译．北京：商务印书馆，1998.

人与人之间的相互作用可能会诱发群体性无意识行为或投机行为。

当下，民众个体权利意识的增长是激发与督促公众以社会组织为依托参与政府公共性事务活动的关键动因。政府需要增强与社会组织、个体民众之间的互联互通，在支持社会组织自我管理、自我服务的同时，以平等协商的沟通交流机制有效引导其参与社会多元利益的民主化、制度化、法治化表达；同时，在与社会组织及公民的双向互动中，提升自身的社会治理能力，增强对社会权力的公共性构建，以权力的多元共治保障个体权利，改进自身。网络时代对社会秩序的维持难度也逐渐增大。人们从社交网络中可以获取大量信息，又极易将这些消息散布出去，其中就包含可能违背社会客观事实的谣言信息。这对及时发现和处置网络中的各种负面信息提出了新的要求。此外，面对重大突发事件，如何快速有效地处置舆情，避免造成二次伤害，同样对多元治理主体提出了新的挑战。

治理客体的不完备及由此产生的消极后果与随机形式。例如，群体性事件的产生与系统的整体运用紧密相关，当社会矛盾在系统中形成，会以此为基础产生一系列蝴蝶效应，对整个系统产生巨大影响。受上述这些微小事件的影响，系统的演化轨迹将难以预测。

　　治理客体利益与问题的多样性。相关利益者在目标、利益和价值观等方面可能存在差异，需要通过协商、合作和对话等方式来解决分歧。应急管理客体往往涉及多个问题和因素的相互作用。例如，应急管理涉及经济发展、资源消耗、冗余物资、生态保护等多个因素的平衡，这些问题和因素之间的相互关系往往较为复杂，需要综合考虑和处理。

第四章　突发公共卫生事件中应急管理系统的经验检视

——以 J 大学"楼长制"为例

　　"楼长制"是对"河长制"及"林长制""田长制"经验的借鉴与演化，在基层治理中迅速生根发芽。学界对于"河长制"的研究取得了一定的成果，而随着社会的发展，以"河长制"为源头的"楼长制"得到了快速发展。

　　"河长制"改革起源于 2007 年太湖蓝藻事件的水污染危机。2016 年 12 月，中共中央办公厅和国务院办公厅印发了《关于全面推行河长制的意见》，将"河长制"视为保障国家水安全的制度创新，是从市级、省级再到国家层面的纲领性文件。"林长制"是对"河长制"经验的借鉴。2017 年 4 月，江西省武宁县委、县政府印发《武宁县"林长制"工作实施方案》，在全国率先探索建立起"林长制",构建了"林长制"组织体系。安徽省于 2017 年 3 月开始探索建立"省、市、县、乡、村"五级"林长制"组织体系,在全国范围提出了一种制度性探索创新。2021 年 1 月,中共中央办公厅、国务院办公厅印发《关于全面推行林长制的意见》,为林草事业高质量发展提供了新的机遇。在"河长制""林长制"经验借鉴之下,四川省、湖南省、山东省、安徽省等地又出台了有关"田长制"的政策文件。"河长制""林长制""田长制"是我国自然生态领域的重大制度创新,通过中国式治理现代化促进中国式现代化的发展。目前对以"河长制"为代表的研究主要从以下两个方面展开:一是从不同学科视角进行理论分析,主要从制度经济学[1][2]、行政管理学[3][4]、

①　沈满洪. 河长制的制度经济学分析[J]. 中国人口·资源与环境, 2018,28(1):134 - 139.

②　李强. 河长制视域下环境规制的产业升级效应研究——来自长江经济带的例证[J]. 财政研究,2018(10):79 - 91.

③　刘珉,胡鞍钢. 中国式治理现代化的创新实践:以河长制、林长制、田长制为例[J]. 海南大学学报(人文社会科学版),2023,41(5):53 - 65.

④　任敏."河长制":一个中国政府流域治理跨部门协同的样本研究[J]. 北京行政学院学报,2015(3):25 - 31.

环境与资源①和法学②③等领域对"河长制"进行多学科视角的理论建构；二是对各地区现行的实践情况进行总结与问题汇总，并从协同治理④、数字赋能⑤、公众参与⑥、绩效考核⑦、河长履职⑧等角度提出相应的解决路径。

"楼长制"作为社区基层治理的重要实践活动，其管理和服务模式已经广泛应用于大部分社区。例如，花果园片区推行的"片长制"和"楼长制"，形成片长—楼长的管理模式，完善了工作机制，提升了统筹指挥调度能力；又如，广西消防部门创新"积分制管理＋

① 朱玖. 论河长制的发展实践与推进[J]. 环境保护,2017,45(Z1):58－61.

② 刘芳雄,何婷英,周玉珠. 治理现代化语境下"河长制"法治化问题探析[J]. 浙江学刊,2016(6):120－123.

③ 刘超. 环境法视角下河长制的法律机制建构思考[J]. 环境保护,2017,45(9):24－29.

④ 颜海娜,曾栋. 河长制水环境治理创新的困境与反思——基于协同治理的视角[J]. 北京行政学院学报,2019(2):7－17.

⑤ 伍先斌,张安南,胡森辉. 整体性治理视域下数字赋能水域生态治理——基于河长制的实践路径[J]. 行政管理改革,2023(3):33－40.

⑥ 田家华,吴铱达,曾伟. 河流环境治理中地方政府与社会组织合作模式探析[J]. 中国行政管理,2018(11):62－67.

⑦ 章运超,王家生,朱孔贤,等. 基于TOPSIS模型的河长制绩效评价研究——以江苏省为例[J]. 人民长江,2020,51(1):237－242.

⑧ 万婷婷,郝亚光. 层级问责:河长制塑造河长治的政治表达[J]. 广西大学学报(哲学社会科学版),2020,42(4):81－86.

'楼长制'"治理,确定 2500 余名"楼长",组建党员服务队 50 个,打通基层消防安全综合治理"最后一公里";再如,济宁市任城区济阳街道通过民主推荐楼栋长、单元长 486 名,积极宣传党和政府的惠民政策,同时负责小区志愿者、矛盾调解、平安稳定等工作,不断增强基层治理效能。关于"楼长制"的研究很少获得学者关注,相较于针对河流治理这一特定问题的"河长制","楼长制"是在面对纷繁复杂的应急管理问题与日益复杂的突发公共卫生事件外部环境中得以发展的。

一、"楼长制"的结构维度

(一) 党组织嵌入应急管理系统形成网络结构

在 J 大学的"楼长制"中,包含党组织和行政的双重嵌入。在原有的行政体系中,J 大学由管理服务与业务机构、院系与派出机构组成,学生在学校的住宿由学校统一安排,分散在学校的各个公寓中,由管理服务与业务机构下属后勤部门的学生公寓管理办公室进行统一管理,学生在宿舍的日常事务由各学生公寓的管理员进行协调解决。学生的日常学习任务由学生所属的院系进行集中管理。在公共卫生事件中，由学校党委、行政部门统一指派学院党委副书记进入学生公寓担任楼长，全面负责管理协调公共卫生事件中的各项工作，与学生共同生活、居住并负责该楼栋包括消毒、后勤保障等在内的各种公共卫生事件应急管理工作，如图4.1所示。

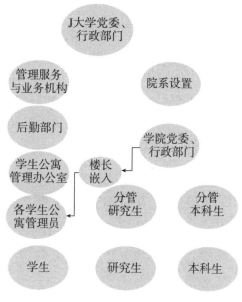

图4.1　J大学楼长嵌入示意图

嵌入最开始由卡尔·波兰尼（Karl Polanyi）提出，经由马克·格兰诺维特（Mark Granovetter）发展，从关系性嵌入和结构性嵌入两方面进行了嵌入类型的深化，并在对市场与社会关系问题的探讨中不断发展起来①。嵌入的概念和理论很快开始在我国传播②，并在社会治理、基层治理、政府购买服务等方面得到广泛应用与发展。嵌入是指某一事物进入另一事物之中的过程和状态，并从过程、机制、状态等方面使格兰诺维特的嵌入性理论向社会学层面延伸③。还有学者从社会工作参与灾后重建的角度使用嵌入这一概念，认为嵌入是指社会工作者在主观意识和行动上要自觉地进入受助对象的关系网络之中，争取最大限度地获得受助对象的理解和支持。嵌入是灾后社会重建的目标与功能这一建构的前提，建构是嵌入的目标④。通过党和政府等的嵌入，建构起灾后重建的组织网络，继而形成网络的目标，最终通过多方主体协同实现灾后重建。

作为党组织的嵌入，由学院党委副书记担任楼长

① 符平."嵌入性"：两种取向及其分歧[J]. 社会学研究,2009,24(5):141-164,245.

② 刘巍."嵌入性"理论及其在中国研究中的发展[J]. 淮阴师范学院学报(哲学社会科学版),2010,32(4):507-511,560.

③ 王思斌. 中国社会工作的嵌入性发展[J]. 社会科学战线,2011(2):206-222.

④ 徐永祥. 建构式社会工作与灾后社会重建:核心理念与服务模式——基于上海社工服务团赴川援助的实践经验分析[J]. 华东理工大学学报(社会科学版),2009,24(1):1-3,15.

并作为党组织的代表，成立该公寓的党支部，建立公共卫生事件中的党组织响应体系。作为行政体系的嵌入，楼长作为公共卫生事件中各公寓的负责人，对上与学校应急指挥中心联络，对下与各公寓的学生对接，同时与学生对应的各学院负责老师进行沟通协调，成为公共卫生事件响应的关键节点。

（二）志愿补充：自组织与科层结合形成规则网络结构

在各公寓建立起"楼长制"之后，公寓内的各学院学生积极响应，自发要求担任志愿者，负责公寓相关的物资运送、分配等工作。志愿者通过自组织并经由原有学院协调分配成为"楼长制"的重要补充。自组织是与他组织相对应的概念，是一群人基于关系与自愿的原则主动地结合在一起①。在 J 大学的"楼长制"中，学生基于自愿原则，主动要求担任各公寓的志愿者，并经由各学院原有的行政力量，与各学院负责老师进行沟通协调，最终作为各学院的志愿者加入"楼长制"的组织架构，形成了楼长—楼层长—学院负责人

---

① 罗家德,李智超. 乡村社区自组织治理的信任机制初探——以一个村民经济合作组织为例[J]. 管理世界,2012(10):83–93,106.

的公共卫生事件应对体系，如图4.2所示。

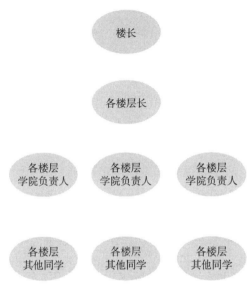

图4.2　J大学"楼长制"组织架构

　　各学生公寓由各学院的学生组成，一个学生公寓可能包含众多学院的学生。在这样的协调困境下，通过各学院的学生自组织力量，并经由各学院内部的系统协商，形成了各楼层的楼层长，综合协调各楼层、各学院的各种事宜。同时经由各学院协调形成各楼层的学院负责人，对本学院的各种事项进行综合协调。再由学院负责人负责对接自己学院的其他同学，成为"楼长制"的重要补充。应急响应结构在整体上由科层结构转向混合结构①，与传统的委派机制不同，在志愿者生成的过程中以志愿者自组织为前提，并经由科层发挥协调作用，最后产生出与"楼长制"对应的楼层长与学院负责人；在微观层面上，楼长的嵌入打破了学院原有的"学院对学生"的行政体系，形成了以学生志愿者自组织为基础、科层制发挥协调作用的自组织与科层的混合结构。

（三）规则网络：消除结构洞的全连通结构

规则网络是指系统各元素之间的关系可以通过一些规则的结构来表示，也就是说，网络中任意两个节点之间的联系遵循既定的规则②。"楼长制"中的规则网络是人为建立起来的：楼长嵌入成为公寓内的负责人，建立起楼长—楼层长—学院负责人—其他学生的联系规则，各节点之间具有相同的连接关系。除此之外，上述节点之间同样建立起联系，即公寓内学生与楼长同样具有联系关系，有效地消除了结构洞。结构洞是指网

① 张海波. 中国应急管理的适应性: 理论内涵与生成机理[J]. 理论与改革, 2022(4): 99–113, 167.

② 郭世泽, 陆哲明. 复杂网络基础理论[M]. 北京: 科学出版社, 2012.

络中存在某些个体之间的无直接联系的现象，从网络整体来看，好像网络结构中出现了洞穴[①]。结构洞网络的关键在于将无直接联系的两个个体联结起来的第三者同时拥有信息优势和控制优势[②]。在楼长嵌入成为各学生公寓的负责人，学生志愿者自组织与原有行政力量结合成为"楼长制"的志愿补充之后，"楼长制"的规则网络就建立起来了，如图4.3所示。

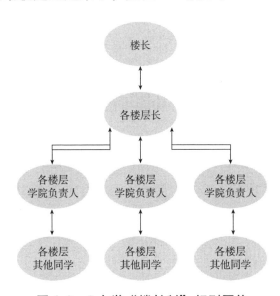

图4.3 J大学"楼长制"规则网络

① BURT R S. Structure holes：the social structure of competition [M]. Cambridge：Harvard University Press，1992.

② 陈运森. 社会网络与企业效率：基于结构洞位置的证据[J]. 会计研究，2015(1)：48－55，97.

节点之间建立起高效的沟通协调方式。通过微信群这一现代化的信息传输方式，节点之间的联系遵循既定的规则。楼长建立起由各楼层长组成的工作群，各楼层长建立起由各楼层学院负责人组成的工作群，各楼层学院负责人建立起由自己学院学生组成的工作群，最终形成囊括全公寓所有人的全连通规则网络结构。规则网络的优势在于便于信息传递并且毫无遗漏。通过既定的规则，各节点之间建立起遵循规定的联系，形成了一种消除了结构洞的全连通结构。

二、"楼长制"的功能维度

（一）党建引领应急管理系统促进应急管理全过程功能实现

关键节点楼长的嵌入，实现了党组织的嵌入，通过党建引领有效实现公共卫生事件的应急响应。通过党的思想引领贯彻落实党的各项政策。中国共产党在社会主义建设的各项事业中都起到领导作用，在公共卫生事件中同样不例外。通过党组织的嵌入，贯彻落实党中央关于公共卫生事件的各项决策，执行校党委的各项具体任务，实现了积极的党建引领效果。

　　首先，党组织嵌入有助于充分发挥党组织的战斗堡垒作用。成立的临时党支部作为公共卫生事件中各公寓的指挥部，贯彻执行上级党支部的各项政策，应对各种可能出现的突发性事件，保证应急响应的有条不紊与有效协调。党组织是党的领导核心，在各级组织和机构中嵌入党组织可以确保党的意志得以贯彻落实，党的政策和决策能够在各个层面的组织中得到有效执行。系统调动公寓内的各种资源，统筹公寓内的人力、物力，协调解决各个环节出现的问题与隐患，为应急响应提供最优解。

　　其次，党组织嵌入有助于充分发挥党员干部的先锋模范作用。以党支部为单位，密切联系公寓的党员干部，让党员干部发挥先锋模范作用，在执行应急响应的各项任务时做出积极表率，起到示范与带头作用。此外，通过将党组织嵌入其他组织中，可以有效传递党的理念、价值观和党风廉政建设要求，形成良好的组织文化氛围。党的优良传统和作风可以对其他组织起到榜样和示范作用，进一步提升整个组织的道德水平和职业操守。同时密切联系群众，及时发现公寓中可能出现的问题，及时关注公寓中的弱势群体，及时向党组织汇报，保证对公共卫生事件的有效响应。

最后，党组织嵌入有助于党组织关系发挥规范与约束作用，使得网络更具稳定性。临时党支部的设立不仅使党组织关系嵌入应急响应网络，也将党的法律法规嵌入"楼长制"的网络，突出了党支部对党员干部的监督与规范作用，进一步稳定了网络。通过党组织的嵌入，可以使其他组织和机构受到党的领导和指导，增强了组织的凝聚力和团队合作能力。此外，党组织嵌入可以促进党员队伍的建设和培养。通过党组织嵌入，可以将优秀的党员干部引进其他组织，发挥其在组织中的作用，充分运用其自身的组织优势和管理经验，提升其他组织的组织力和执行力。

（二）通过规则网络结构提高应急响应效率（监测与预警、处置与救援）

规则网络的结构由于消除了结构洞，形成了无遗漏的信息传输与共享方式，有效地降低了应急响应过程中的信息传导内耗。各主体可以及时执行楼长的各项任务，极大地提高了应急响应的效率。

一是规则网络的结构实现了一对多的信息传导。传统的信息逐级传导机制会导致信息传递的失真从而影响效率，而"楼长制"建立的规则网络结构改变了信息层层传导的模式，通过微信群楼长可以将通知与政策发布在群中，实现了一对多的信息传导。各楼层长、学院负责人可以及时对收到的信息做出反馈，同时对自己的工作做出相关安排，从而实现了多主体的有效协同。规则网络的结构实现了无遗漏的信息共享，楼长可以将信息发布给各楼层长，由楼层长进行下一阶段传递，也可以直接发布至公寓总群，实现公寓内所有学生无遗漏的信息共享。

二是有效的信息共享机制提高了应急响应效率。通过规则网络建立的信息共享机制，将公寓内的所有人员囊括其中，各楼层长、学院负责人可以及时收到最新的工作指示，其他学生也可以直接联系楼长与学院的负责老师，而不会出现楼层长、学院负责人占据结构洞的情况，从而有效地实现了信息共享机制。由此，在突发公共卫生事件中，及时与迅捷的信息共享机制有效地提升了应急响应的效率，使得网络内的多主体能够有的放矢，及时对可能出现的突发状况做出响应。

（三）通过志愿者实现精准应急管理的处置与救援

在党建引领与规则网络建构下，形成了公共卫生事件覆盖全公寓的志愿者服务网络，对公寓内所有应急工作做到精准响应与迅速反馈。

志愿者精准执行应急响应工作。志愿者的工作主要在于物资配送、公共卫生事件宣传与秩序维护。通过楼长的统一协调，志愿者能够做到及时与准确的物资配送、校内政策宣传与秩序维护。通过精准执行应急响应工作提高应急响应效能。志愿者的服务力量能在第一时间集中并发挥作用，同时通过不断优化调整，使志愿者之间互相协调以保证志愿力量的时效性，形成人人尽责的志愿服务力量。

志愿者通过有效沟通机制将工作及时反馈给楼长及学院老师。志愿者将应急响应中的工作及时反馈给楼长与学院老师，如核酸自测盒结果上传、特殊情况反馈等。关注公寓内学生的特殊需求，如患有其他基础性疾病需要特殊药物治疗等情况，由志愿者及时关注和跟进，在楼长和学院的协调下为该类同学提供特殊帮助，保证楼内学生的生命健康。志愿者力量作用的及时发挥与精准执行，加之网络内各节点之间充分的信息共享与反馈，使得应急响应网络兼具效率与回应性。

通过"楼长制"，J大学充分有效地构建起全连通的规则网络结构，并通过各主体之间的充分协同，实现了有效应急响应的目标，为我们研究"楼长制"在公共卫生事件中的价值维度提供了参考。对于价值的探讨，普罗文（Keith G. Provan）和凯尼斯（Patrick Kenis）在对网络治理形式的选择与其治理有效性的探讨中给出了4个权变条件：信任、规模、关于目标的共识、任务性质①。网络的目标实现有赖于网络成员的信任建立。有效协调网络内的成员关系以减少彼此间的内部损耗，有赖于目标共识的达成，即统合网络成员的目标以期实现网络的既定目标，同时需要审慎考量网络对于任务性质的需求以及网络成员的能力要求。鄞益奋认为，网络治理成功的关键在于信任机制和协调机制的培育和落实②。综上所述，我们从信任、协调、目标共识、网络能力需求4个角度对"楼长制"做出了价值讨论，与机制讨论中的如何实现整体目标相对应。

---

①　PROVAN K G, KENIS P. Modes of network governance：structure, management, and effectiveness［J］. Journal of public administration research and theory, 2008, 18（2）：229 - 252.

②　鄞益奋. 网络治理：公共管理的新框架［J］. 公共管理学报,2007（1）：89 - 96,126.

三、"楼长制"的治理目标实现

（一）信任是"楼长制"运作与持续性的基础因素

信任机制是网络运行的基础。如果价格竞争是市场的核心协调机制、行政命令是等级制的核心机制，那么信任与合作则是网络的核心机制①。网络成员信任的建立有利于协调成员间的各种关系，降低沟通成本，促进协同效率。在多元主体的网络之中，以行政命令为基础的正式规则不再是单一的作用纽带。网络作为一种非正式规则在应急响应中发挥着重要作用，而信任是网络得以维系的基础因素。同质化水平高的群体更易建立信任关系，如大学作为一种专能社区，基于老师与学生之间的关系纽带更容易建立起信任关系，而成员之间相互协作与协调建立在信任之上，成为网络持续性的基础因素。

政党嵌入同样是信任关系建立的前提。在行政体

① FRANCES J，LEVACIC R，MITCHELL J，et al. Introduction［M］// THOMPSON G. Markets，Hierarchies and Networks：the coordination of social life. London：Open University Press，1995.

系中嵌入行政和党组织以及以学生为主要力量的志愿者，都源于信任作用的发挥，源于多主体对党和政府的信任，这发轫于党和政府数十年如一日的社会主义建设，根植于党的社会主义奋斗目标，有目共睹于我国改革开放以来的巨大成就。"楼长制"网络机制目标的实现，在于以党组织与行政为代表的政党嵌入，作为我国特色的大国政党制度，党组织的嵌入为原本同质化程度较高的群体增强了信任建立的基础，成为群体间维系的纽带，充分展示了我国的制度优势。

信任是"楼长制"运作与可持续的基础因素。信任通过建立合作关系，推动应急管理目标的实现。信任使个体之间形成良好的关系，使组织内部形成良好的工作氛围。在商业层面，信任是客户选择与某个品牌或公司建立长期合作关系的基础；在政治层面，信任是选民对某个政府或政治家的支持的基础；在社会层面，信任是社区和国家稳定和繁荣的基石。没有信任，个人、组织和社会都难以实现可持续的成功和发展。在应急管理领域，多方的协同合作需要以信任为基础，进而提高应急响应的效率，促进治理目标的达成。

（二）参与者规模是"楼长制"得以有效协调的关键因素

网络协调机制的发挥取决于参与者规模的大小，协调机制发挥得好坏成为网络运转效率的代名词。如果信任是网络存续的基础条件，那么协调就是网络运行与发挥作用的关键因素。网络的参与者规模具有多元化特点，因其信息、目标、利益与期望不一致，会对网络整体作用的发挥产生一定影响，如参与者之间为实现自身的目标与利益而产生冲突与摩擦，进而对网络本身的目标产生影响。因此当参与者规模不断扩大，能否通过价值认同、信息共享来协调各参与者的行为成为重中之重。

在突发公共卫生事件中，协调效率显得更为重要。当突发公共卫生事件中出现因组织协调不力以至于无法解决当下面临的突发事件时，极有可能造成或引发二次伤害或更大范围的感染，进而对公众的生命安全造成影响。尤其是在大范围的公共卫生事件中，参与者规模不可避免地增大，如何有效协调众多的参与者对网络而言至关重要。

信息共享机制是网络协调的重要基础。以"楼长制"为基础建立的规则网络结构，充分地实现了信息与资源的共享，通过消除结构洞，将以公寓为单位的学生全部联结起来，使信息共享更具效率。以楼长为代表的党员工作群、志愿者工作群实现了及时的信息共享，使规则网络的协调优势发挥出来，通过有效协调使网络得以高效运转。

（三）"楼长制"基于突发公共卫生事件场域凝聚目标共识

从网络治理的理论出发，组织目标在与网络目标相似或相近时，组织会更愿意加入网络以期实现自身的目标，即关于目标的共识和"场域相似性"可以让参与组织表现得更好[①]。然而，从突发公共卫生事件的角度则更容易理解场域相似性与目标共识。在突发事件发生时，各组织面临相同的场域，组织的外部环境受到严重威胁，如生命健康、财产安全、生态环境等，而此时各组织的目标都基于解决突发事件的影响，使生产和发展回到原有的既定轨道中来。基于共同场域更

---

① PROVAN K G, KENIS P. Modes of network governance: structure, management, and effectiveness[J]. Journal of public administration research and theory, 2008, 18(2): 229 – 252.

容易凝聚起多元参与者的目标共识，网络的目标引导组织行为使其致力于共同解决突发事件的场域困境。高度的目标共识成为应急网络重要的优势因素，原因在于参与组织之间没有显著冲突，得以为网络目标做出自身的贡献。

突发公共卫生事件中的共同场域凝聚了目标共识。楼长的嵌入基于突发公共卫生事件这一共同场域，为公寓解决突发公共卫生事件凝聚了目标共识，使参与其中的原有行政组织与志愿组织的既定目标得以实现。各组织基于相同的场域形成了网络的目标共识，即为解决突发公共卫生事件而共同努力。

（四）对网络能力的需求是"楼长制"达成既定目标的重要因素

组织加入或组建网络是出于解决复杂问题的考虑，而为实现解决复杂问题的既定目标，则需要考虑网络内成员的能力。例如，面对矿井塌方，就需要由具有专业知识的人员进行事故勘查与应急恢复，不具备相关知识的组织加入应急响应网络反而会对该突发事件产生负面影响；而当面对组织秩序、物资配送等简单任务时，无经验的志愿者也可以发挥其作用。在突发事件中，各网络成员对环境的适应性同样是网络能力的一项指标。例如，社区能否在社区基础建制被破坏的情况下发挥作用，志愿组织能否在环境极为恶劣的情况下提供应急的志愿服务，这些是网络成员自身能力指标的重要体现。从更宏观的角度看，各组织关于物资的获取能力、自身的管理能力等也都是网络能力需求的重要因素。

充分的协调能力与志愿服务能力可助力网络达成既定目标。在党建引领建立的信任基础上，楼长、学院行政力量、志愿者三方形成了沟通有度、协调有力的关系，实现了充分的协调。此外，以学生党员与志愿者为代表的志愿服务能力同样起到了重要作用，为网络目标的实现提供了助力。

第五章　面向复杂性问题：突发公共卫生事件中应急管理系统的进路

第四章对J高校应对突发公共卫生事件形成的"楼长制"进行了分析。毋庸置疑，高校在网络治理的目标达成中具有天然的优势，包括高校中社会关系的确立、信任的可达性、协调的成本较低等。而在应急管理的发展中，不可避免地要面对更为复杂的情况。因此，本章将从一般意义上探讨突发公共卫生事件中应急管理系统的进路。

一、把握应急管理系统的结构

（一）从复杂网络的特征入手优化应急管理系统的结构

1. 复杂网络的小世界、无标度特征

小世界特征意味着网络较短的平均路径和较高的

集聚度。平均路径长度表示信息和资源交互时间的长度，无标度则意味着网络是非均匀的。在突发公共卫生事件应急管理系统中，获取相关应急管理信息、防止群体性事件、遏制疾病和谣言传播的路径越长，时间越长，反应越慢，效率越低；反之则反应越快，效果越好。要利用复杂网络的小世界特征，对现有的应急管理结构进行梳理，改变目前连接的平均路径长度，形成便于信息传递与协同的网络结构，以最快的时间、最短的路径、最快的响应，形成强有力的应急反应能力，提高应急管理水平。

2. 复杂网络的社团结构特征

在应急管理系统中，治理的主体与客体往往具有多样化需求并以社团结构（组织、机构、利益集团）的形式出现。为此，要将应急管理的重心转向社团结构，如以社团结构为核心的虚拟社区或实体社区在突发公共卫生事件等的应急管理中发挥着重要作用。此外，要实现应急管理的目标，应充分分析所处应急管理系统的社团结构，对一些具有阻挠作用的社团结构进行有效分化，遏制利益集团阻碍应急管理目标的实现，建立起有效的制度约束。因此，把握社团结构是分析网络整体与局部关系特征的重要途径。

3. 复杂网络的鲁棒性、脆弱性特征

鲁棒性和脆弱性说明：维持当下结构和功能，一是要保证关键节点的结构不被破坏，维持网络结构的有序运转；二是要把握应急管理的目标、方向和路径，同时激发各类社会组织参与应急管理的积极性与主动性，增强应急管理的活力；三是要关注连接节点少的节点，它们虽不如关键节点那样重要，但也是应急管理容错能力的基础以及社会多样性的保障。

4. 复杂网络节点的择优连接特征

应急管理的参与主体会自发地向具有高连接性的节点连接，同时会被其他主体连接进而形成自己的网络聚集度。在此过程中，具有高聚集度的节点便会产生权力，获得自己的话语权。这类节点往往会对应急管理的内容和方向甚至结果产生影响。此外，这类主体拥有着大量连接的弊端也随之而来，它们往往会失去对每个单一节点的逐一反馈，使得应急管理的效率不断降低。

（二）注意连接结构的复杂性，消除应急管理系统的结构洞

应急管理系统中各个组织、多元主体之间的连接关系具有复杂性。在应急管理系统中，不同的组织和机构可能有不同的职责和能力，因此需要进行协调合作以共同应对突发事件或紧急情况。然而，由于各个组织和机构独立运作，可能存在结构洞，即某些重要的连接缺失或不完善的情况。这些结构洞可能导致信息流通不畅、资源分配不均、决策效率低下等问题，从而影响整个社区应急管理系统的运作效果。

众多节点的连接数量过于庞大会使应急管理系统趋于复杂，而过多的连接会导致混乱和不必要的复杂性。为此，要通过人为手段对系统中某些关键节点进行限流操作，避免单一节点因大量连接而导致效率低下、缺乏回应性等问题。如果连接结构包含多个层次，并且每个层次都有不同的连接需求和约束，那么复杂性将会增加。多层连接可能导致更多的难以管理和调适的问题。因此，应该尽量减少层次连接的数量，并尽量使连接结构扁平化。交叉连接意味着连接并非只在一个维度而是在不同的维度上进行。这种连接结构的设计和管理会更加复杂，因为它需要考虑不同维度的相互影响和依赖关系。在设计交叉连接时，需要仔细考虑并确保连接的正确性和可维护性。如果连接结构中存在多对多的连接关系，复杂性将会随之增加。多对多连接意味着每个连接点都可能与多个连接点相连，这增加了连接的数量和组合的可能，进而导致更高的复杂性和造成错误的风险。

完善组织结构——强化应急管理系统的组织结构，明确职责分工和权限，确保各部门之间的协调与合作。建立起高效的指挥体系和信息传递机制，提高应对突发事件的反应速度和决策效能。提高应急管理人员的应急处置能力和专业素养，通过培训和演练，增强其应变能力和协同配合能力。同时，建立起科学、有效的人员轮岗机制，保证应急管理系统的持续运行和优化。建立完备的信息管理系统，集中整合应急管理相关的信息资源，提高信息的获取、分析和应用能力。此外，加强信息系统的安全性和稳定性，保护重要信息的机密性和完整性。建立紧密的合作关系，与相关政府部门、社会组织、企业等建立起稳定且高效的合作渠道，共同应对突发事件。通过合作，充分发挥各方优势，形成合力，提高应急处置的整体水平。持续跟踪应急管理工作的效果和问题，根据实际情况进行调整和改进，及时解决系统中的结构洞。同时，加强对应急管理工作的监督和评估，确保系统的稳定性和可靠性。

应建立多层次、多方面的沟通网络。应急管理系统中各个组织和机构应建立联系和沟通的渠道，包括信息共享、协商决策机制等，以确保信息畅通。同时，要建立健全的社区应急管理制度和规范，明确各部门的职责和权限，确保应急管理工作顺利进行。形成跨组织的应急协调机制，形成合作共享的文化氛围，通过制定相关协议、合作协商等方式，实现资源的共享和合理分配。建立信息共享平台，借助现代科技手段，建立应急管理信息系统，通过形成一个统一的信息共享平台，将各个组织的信息汇集起来，实现信息的集中管理和共享，提高信息的准确性和实时性，进而实现资源的共享和优化配置，提高社区应急响应能力。通过培训和演练机制，提高社区应急管理人员的应急处理能力和技术水平。建立健全监督和评估机制，定期对应急管理工作进行评估和检查，及时发现和解决问题。同时，要加强与社区居民的沟通和参与，定期组织居民会议或座谈会，听取居民对社区应急管理工作的建议和意见，增加社区居民的参与感和满意度，进而可以有效消除社区应急管理系统的结构洞，提升社区应急管理的效能和能力。

（三）注意连接节点的复杂性，通过党建统合各个复杂节点

连接节点的复杂性是指网络中节点之间连接的复杂程度。当网络中的节点之间存在大量连接时，连接节点的复杂性就会增加。连接节点的复杂性可以影响网络的性能和可扩展性。如果节点之间的连接过于复杂，数据传输和通信可能会变得缓慢和混乱。此外，当网络规模扩大时，管理和维护复杂的连接也会变得更加困难。

节点之间的连接关系可以非常复杂，形成一个复杂网络拓扑结构。关注节点的复杂性，可以了解个体与个体之间、个体与组织之间、组织与组织之间的连接方式与拓扑结构，进而了解可能作为治理主体的网络、可能作为治理客体的网络，分析各自网络的规模、分布与稳定性。网络的节点可能具有不同的角色，而这些节点需要进行协同而非单独工作，这同样加剧了节点连接与整体网络的复杂性。通过明晰节点的连接复杂性，可以对节点之间的联系进行重新排列，以设计和管理应急管理系统的复杂网络。

此外，处于应急管理系统中的节点，其形成受到多种因素的影响。个体作为节点，其形成会受到外部环境

的影响，如外部的突发公共卫生事件中，他们会对自身行为做出调整，进而对处于该系统中的其他节点与组织造成影响，这会加剧应急管理系统本身的复杂性。此外，个体作为节点还会受到其他个体节点、其他组织节点的影响。受制于信息传输的广泛性与普及性，个体节点既会对组织节点的信息做出反应，也会对其他个体节点的不实信息做出反应。不实信息在应急管理系统中的点状式爆发传播，会对应急管理的系统治理造成重要影响。

针对节点的复杂性，需要通过党建对各个复杂节点进行统合。通过党组织嵌入各个复杂社团结构并人为设定关键节点（如"楼长制"的嵌入，便是党组织嵌入楼栋的成功案例，通过人为设定楼长—楼层长—学院负责人的网络重要节点，形成一种全连通的规则网络结构），使个体节点免受不实信息的影响，同时能够充分发挥规则网络提高应急响应效率的功能。除此之外，通过党建统合复杂节点，可以将党组织的优势映射到网络结构。

通过党组织嵌入，可以将党内纪律以及党总揽全局、协调各方的领导核心作用嵌入网络结构中。党内各级组织和党员干部要自觉遵守党的纪律，增强党性修养，提高党的组织力和领导水平。统一思想认识和理论观点。通过党组织统一思想认识，对纷繁复杂的突发公共卫生事件做出及时有效的应对，为统一工作、迅速应急响应提供指导思想。整合资源和力量。党内有不同的组织和力量，通过对这些组织和力量进行整合，可以形成一个统一的工作机制，提高应急管理系统的效率和质量。解决利益矛盾和问题。面对应急管理工作中的矛盾和问题，通过党内民主协商的方式，形成一个统一的解决方案，促进应急管理工作的顺利开展。

通过党建统合复杂节点明晰应急管理系统的网络结构。通过党建统合，可以形成作为治理主体的网络，同样也可以形成作为治理客体的网络，通过设立突发公共卫生事件临时党支部，明晰应急管理系统的网络结构，对易产生复杂性的节点做出新的设计与管理。此外，通过党组织的权威性对各类不实信息进行及时处置与反馈，使应急管理系统免受不实信息的侵扰，防止各类复杂性事件的扩散。

（四）强化复杂网络的抗毁性，关注网络动态变化中的脆弱节点

复杂网络的抗毁性是指网络在遭受外部攻击、节

点或边缘的破坏时，能够保持整体功能以及结构的稳定和可靠。在网络中引入多个中心节点，可使应急管理系统网络更具弹性和稳定性。当某个中心节点遭受破坏时，其他中心节点能够接管其功能，从而保持整体的稳定性。增加网络中节点之间的冗余连接，即保障多个路径能够连接两个节点。这样即使某些连接被破坏，其他路径仍然可以保持网络的连通性。将网络控制和管理任务分散到多个节点上，避免单一节点的故障对整个应急管理系统网络造成影响，通过分布式控制还可以增加网络的灵活性和韧性。将应急管理系统分成不同的模块，使模块内部的连接紧密，模块之间的连接稀疏。这样，当某个模块受到破坏时，其他模块仍然可以正常工作，进而对周边模块的突发情况做出及时应对与应急响应。

网络动态变化中的脆弱节点是指在网络结构中，那些对网络的稳定性和性能影响很大，一旦出现问题，可能会导致整个网络发生故障或者性能下降的节点。关注脆弱节点对于网络管理和维护非常重要，可以识别和解决潜在的问题，提高网络的可靠性和性能。加强应急管理系统的预防与监测，通过网格员实时监控应急管理系统的节点特征，及时发现产生异常的节点，对异常节点进一步分析与处理。此外，可以分析网络中的流量路径，找到出现问题的节点，这些节点可能是网络拓扑结构中的关键节点，需要重点关注。此外，这些脆弱节点还表现为群体中的老年人、残疾人、儿童。这些脆弱节点在突发公共卫生事件中往往容易成为受到攻击的目标，即易遭到突发公共卫生事件的影响，同样应将其作为应急管理系统中的重点关注对象。随着网络拓扑结构的变化，其脆弱节点也会不断发生变化，需要及时调整应急管理工作的关注重点。例如，在突发公共卫生事件中，负责运输物资以及检测工作的人员，会在网络动态变化中成为新的脆弱节点。

二、优化社区应急管理系统的功能

（一）党建引领应急管理全过程的功能实现

党建引领应急管理的功能实现是一种全过程行为，包括制定应急管理的政策法规，推动应急管理政策、法规、预案的完善与落实；强化应急管理的组织建设，建立健全应急管理指挥体系，完善应急管理人员的选拔任用机制，提高应急管理队伍的素质和业务能力。通过干部培训等形式开展应急管理培训，提高党员干部的应急管理能力。党组织可以通过党刊、党报、党委网站等渠道，加强应急管理的宣传教育工作。组织开展应急管理知识普及和培训，提高广大党员和群众对应急管理的认识和应对能力。同时，党组织可以通过舆论引导，宣传党的应急管理政策和措施，引导社会各界形成积极的应急管理氛围。

从应急管理的全过程管理来看，党建引领包括事前的预防功能，事中的监测与预警、处置与救援功能，事后的恢复与重建功能。根据各种可能的灾害、事故等威胁，进行风险评估和预警，及时发现潜在的危险并进行预警通知。对应急资源进行全面管理，包括资源的收集、分类、储备、分配、调度等，确保在应急情况下能够及时提供所需资源。通过各种监测手段（如传感器、监控系统等）对危险源进行实时监测，及时预防事故的发生，并在事故发生时迅速应对。明确各部门、人员的职责和应对措施，并进行预案的管理、更新和演练，确保应急响应的高效性和专业性。建立信息采集、处理和共享机制，及时获取应急事件相关信息，并将信息传达给相关部门和人员，以便他们能够做出相应的应对措施。

建立健全的通信系统，实现各部门之间和各级政府之间快速、准确的信息传递和协调，确保应急工作的统一指挥和协同作战。组织和协调救援力量，进行现场救援和伤员救护工作，迅速提供医疗卫生服务。

（二）消除结构洞形成多元主体应急管理网络体系

多元主体通过协同合作实现应急处置与救援工作。在应急事件发生时，多元主体的参与可以提高应急响应工作的效率和覆盖面。这些主体包括政府部门、企事业单位、社会组织、专业救援队伍、志愿者等。党负责统筹全局，对各项应急管理工作做出整体规划。政府部门负责统筹协调各方资源，制定应急处置和救援的指导方针和政策，提供相关的支持和保障。企事业单位可以提供物资、人力等支持，发挥自身的专业优势，参与救援工作。社会组织和专业救援队伍可以提供专业的救援技术和人员，参与现场救援工作。志愿者可以在力所能及的范围内，为受灾群众提供支持和安抚。在多元主体参与的情况下，应急处置和救援工作可以更加有序和高效。各参与方可以根据自身的优势和能力进行任务分工，协调配合，共同完成救援任务。通过有效的组织和协调，多元主体可以为突发事件和灾害的应急处置提供有力的支持。

对多元主体的网络组织结构进行设计，确保各部门和团队之间的协作和沟通畅通无阻。可以创建跨部门团队或项目小组，促进各部门之间的合作和协调。通过减少层级、改变工作流程、重新分配职责等方式，这些团队可以共享信息、解决问题和跨团队合作，从而有助于消除结构洞。通过党建引领提高不同部门、不同层级之间的协同配合能力与协作能力，充分运用我国特色制度优势，形成应急管理的专门机构，建立起明确的责任分工与协调机制，确保应急状态下各主体之间的配合与支持。消除网络的结构洞以实现全方位应急预防，促进网络内部信息的有效传递。通过党建统合网络内部各个复杂节点、关键节点，消除应急管理网络内部的结构洞。结构洞存在的主要原因是系统中存在缺陷，即节点之间不存在联系，网络整体看上去仿佛出现了一个空洞。从社会结构的角度看，由于并非所有人都存在联系，因此往往存在大量结构洞；从应急管理系统的角度看，应急管理的治理子系统需要消除结构洞，实现治理子系统的全连通，进而强化应急预防的功能实现，对可能产生的突发公共卫生事件做出及时监测，同时将突发情况及时传递给各主体以及时做出应急响应。

消除结构洞可以实现应急预防的全方位监测。

（三）构建规则网络结构信息传递与知识共享系统

应用规则网络建立高效的信息传递和知识共享系统。复杂网络中的规则网络是指网络中节点的连接方式遵循一定的规则或模式的网络结构。这些规则基于节点的属性、位置或其他特定条件而定。规则网络在复杂网络研究中起到了重要作用，可以帮助理解网络结构的形成和演化；可以揭示网络的结构和功能，理解网络的演化机制，以及设计和优化网络的性能。应确保各节点之间及时、准确地共享信息，同时要加强网络内外部的沟通与协调，使突发公共卫生事件在第一时间被发现，并及时做出有效的应对。

根据应急预防需要监测的数据和信息进行具体目标和工作的划分。根据上述要求，选择合适的信息技术手段进行实时沟通。此外，要形成合理的组织架构。组织架构并非传统的层级制，可以用党建统合的方法，在各类组织中实现党组织嵌入，进而通过党组织、党员形成信息传递与共享系统。通过定期培训、线上会议等形式强化这种网络结构的协调性，并定期对信息传递和共享系统进行评估，根据各节点的信息分享进行反馈与优化，确保网络结构能够充分适应环境的变化，不断针对外部环境及时做出调整，充分实现应急预防的功能。要保证信息传递的有效性，确保信息能够及时准确地传达给有需要的人，可以通过内部通信工具、共享文件库或定期会议等方式来实现。通过上述举措，最终目的是形成一个应急管理知识系统，使网络组织的知识资源能够被有效利用和共享，从而有助于减少信息孤立和结构上的缺陷。同时要提供培训机会和培训课程，以提高工作人员的沟通技巧和团队合作能力，这样可以促进信息的流动和有效的交流，提高网络组织内部人员的应急预防能力与应急响应能力，促进应急管理功能的实现。

三、以网络治理促进应急管理系统的目标实现

（一）强化多元治理主体间信任关系的培育

信任是建立和维持网络关系的基石。它是一种情感和信念，可以使人们感受到安全、安心和被尊重，信任可以使人们放心地依赖他人，分享自己的想法、感受和需求，进而减少多元治理主体之间的协作成本，以及

基于多方合作的利益博弈。信任是网络治理有效运行并绩效优良的主要因素，爱德兰博（Jurian Edelenbos）和克里金（Erik Hans Klijin）等将信任比喻为协作过程中将组织黏合在一起的非正式"胶水"①。

在多元治理中，各种参与主体之间的信任是应急管理结构优化与功能实现的重要基础，并以此实现网络治理的目标，其也是解决应急管理系统中内外部问题的关键因素。

多元治理意味着在解决应急管理系统问题与应急管理系统的整体优化中，不同的主体需要形成网络治理的合力。这些主体可能包括政府、企业、非政府组织、社区等各种利益相关方。在多元治理的过程中，各个主体需要相互信任才能够开展有效合作。信任是合作的基础，缺乏信任会导致信息不对称、合作难以实现，甚至可能导致合作失败。

信任也是实现网络治理的核心要素。当多元治理主体相互信任并相信对方会按照承诺和期望行事时，他们会更易合作，协同工作并取得共同的成功。信任是

---

① KLIJIN E H, EDELENBOS J, STEIJN B. Trust in governance networks: its impacts on outcomes[J]. Administration & Society, 2010, 42(2): 193 – 221.

建立和维护健康、稳定和长久关系的基础。人们在信任的基础上建立起深厚的情感连接，有助于增强和保持关系的稳定性。促进沟通和理解。信任使人们更愿意开放和坦诚地沟通，在信任的环境中，人们更容易表达自己的意见、感受和需求，同时更能够理解和接受他人的观点。增强效率和效果。信任可以减少不必要的监督和控制，使人们更能够自主地工作。当人们相信自己的合作伙伴能够按照期望履行责任时，他们更有动力和能力全力以赴，提高工作效率和效果。促进创新和风险承担，信任可以刺激人们尝试新的想法和方法，并使其愿意承担一定的风险。

　　只有相互信任，各方才会愿意分享信息，共同研究问题，共同制定解决方案。信任能够减少合作中的猜忌和防范心理，减少冗长的审核和审批程序，从而提高合作的效率。信任属于一种系统简化机制，通过信任可以降低环境复杂性和系统复杂性①。基于信任才能够建立稳定的合作关系，形成有效的分工和协作模式。多元治理涉及不同利益相关方的权益平衡和利益分配。只有在相互信任的基础上，各方才能够坦诚对话，做出公正

---

　　①　高宣扬. 鲁曼社会系统理论与现代性［M］. 北京：中国人民大学出版社，2016.

和公平的决策。多元治理需要各个主体团结合作，共同推进网络治理目标的实现。可见，信任作为系统序参量的核心要素，能降低系统的复杂性，促进各个子系统之间出现相互关联的协同合作行为。在一个共同体中，信任水平越高，合作的可能性就越大①。

除此之外，各个治理主体应建立和完善互信机制，包括建立信任基础、遵守承诺等，以增强彼此之间的信任。针对某些特定的重点领域或问题，各个治理主体可以建立专门的合作机制，通过共同研究、制定政策或实施项目等方式来推动解决方案的制定与实施。各个治理主体之间应促进互联互通，建立互联网、数字化技术支撑。

（二）从全局统筹考量多元治理主体的规模

首先，需要考虑多元治理主体的规模如何。①大型规模的网络结构。规模过大可能导致决策过程的复杂化和僵化，影响治理效率和灵活性。大规模的治理主体可以集合更多的资源和专业知识，提供更有效的解决方案和政策制定。同时，大规模的治理主体可以凝聚更

---

① 帕特南. 使民主运转起来[M]. 王列, 赖海榕, 译. 北京: 中国人民大学出版社, 2015.

多的人力与物资，增加其在网络治理中的话语权和影响力。大规模的网络治理主体同样面临利益冲突和权力争夺的问题，影响合作和协调的能力。②小型规模的网络结构。小型网络结构更加具有灵活性，可以根据节点之间的关联，或是通过政党嵌入的方式，迅速建立起小型网络及其网络架构，这对于明确治理主体与治理对象更具效率，从而快速组织起应急管理的相关工作。此外，其建立成本与运行成果相较于大型网络通常较低，使治理过程能够以较低的成本达到其治理目标。因此，要鼓励和支持小型和中小型治理主体，以满足这些中小型治理主体的特殊需求，并保证多元治理的包容性和灵活性。此外，需要建立有效的协调机制和合作平台，促进各个治理主体之间的合作和协调。

其次，要仔细甄别网络中的社团结构。复杂网络的演化是从规则网络到随机网络，最后到无标度网络的过程。除了他命令组织与设计的治理网络，由于血缘关系、社会关系等其他人为关系，社会结构内部还存在自组织形成的社团结构。因此多元治理主体的形成不仅是人为设计的结果，也是社会关系自组织形成的结果。考量多元治理主体的规模，不仅要关注人为设计的网络，同样要从原有社会网络中的社团结构入手，通过党建统合社团结构，可以简化网络的复杂性，促进治理目标的达成。

最后，关注社团结构间的连接关系，注意连接关系的鲁棒性与脆弱性。复杂网络的择优连接与无标度特征指出网络中少数节点往往拥有大量连接，且其余连接往往更倾向于与该类节点进行连接，由于这些少数节点往往掌握着大量的资源，因而拥有大量话语权。为此，对于该类节点，要充分关注其连接的鲁棒性与脆弱性，因为该类节点的失效往往会给整个网络带来不可逆的损害，进而破坏整个网络的治理效用。此外，若网络规模突然加大，则需要对网络的鲁棒性进行及时加固，通过党建引入关键节点，加强网络的鲁棒性，避免节点失效可能带来的负面影响。

（三） 以应急管理场域凝聚多元主体目标共识

各个治理主体应以合作共赢为目标，通过协商、合作来推动问题的解决。建立互利共赢的合作机制，促进各方利益的最大化。各个治理主体应加强信息公开与透明度，分享信息、数据和知识，以增进彼此的了解和信任。

凝聚多元主体目标共识可以促进多元主体协调合

作。当多元主体拥有共同的目标时，往往能够更容易地协调合作。不同主体之间可以共享资源和知识，共同努力实现目标，从而提高效率和成果。有效化解冲突。在多元主体的合作中，不可避免地会出现不同的意见和利益冲突。通过凝聚目标共识，可以促进主体之间的理解和沟通，找到共同的利益点，从而化解冲突。

提高网络治理动力。当多元主体共同追求一个目标时，他们会感到更强烈的动力和责任感。目标共识能够激发主体的积极性和主动性，推动他们更加努力地追求目标。增强网络治理的可持续性。凝聚多元主体目标共识可以促进可持续发展。通过共同制定和实施目标，可以保护环境、推动经济增长和社会进步，从而实现长期可持续性，增加影响力。当多元主体共同追求一个目标时，他们的声音和行动会更有力量。目标共识可以增加主体的影响力和话语权，提高他们在政策制定和决策过程中的地位。

凝聚多元主体的目标共识可以实现应急管理的有效运行。①制定明确的目标和任务。各主体参与应急管理时，应明确具体的目标和分工，明确各自的职责和任务。这样可以确保各主体在应急管理中能够专注于自身领域，形成合力。②加强沟通和协调机制。建立健全多元主体之间的沟通和协调机制，包括定期召开会议、建立信息共享平台等，确保信息畅通、相互协作，并及时传递和反馈信息。③强化合作共赢理念。应急管理中涉及多元主体的利益，需要以合作共赢的理念推动各方合作。在制定方案和决策时，要尊重各主体的权益和意见，争取达成共识。④加强专业培训和教育。应急管理是一项复杂的工作，需要各主体具备相关的知识和技能。

（四）关注网络的能力需求与主体的适配性

突发公共卫生事件的网络治理目标实现需要相关人员具有专业技能与知识和能力。①沟通能力。应急管理人员要能够有效地与各个层面的人员进行沟通，包括上级领导、员工、志愿者和公众等，他们需要清晰地传达信息，理解和回应他人的需求。②领导能力。应急管理人员需要在紧急情况下提供领导和指导，他们应该能够制订和执行应急计划，协调各个部门和机构的行动，以确保安全和有效的应对。③培训和教育能力。应急管理人员需要提供培训和教育，以帮助员工和公众了解应急程序和措施，他们也需要具备处理紧急情况的教学技能，并确保每个人都能够有效地应对突发事件。④分析能力。应急管理人员需要具备分析和评估风险的能力，以便制定有效的预防和应对策略，他们应该能够识别潜在的紧急情况，评估其可能的影响，并制定适当的措施来减轻风险。⑤协调能力。应急管理人员需要协调多个部门和组织的行动，确保各方之间的合作和协调。他们应该与政府机构、非营利组织和私营部门建立联系，并在需要时协调他们的任务目标。

第六章　结论与展望

一、研究结论

应急管理工作是一项系统而复杂的工程，复杂多变的外部环境成为其充满不确定性的外在变量。究其根本，是科学技术的快速进步与随之产生的超出人类管理范畴的不可预见性。这也决定着应急管理的研究范畴不再是"头痛医头，脚痛医脚"的传统问题，而是需要从简单的线性问题向以复杂性问题为基础的复杂系统转化。科学技术的快速发展，促进了人类联系的紧密性。伴随科学技术的易达性，人类通过网络自觉或不自觉地互连着，这加剧了应急管理工作的难度。尤其是信息在人群中的可达性，使应急管理本身有着越来越多的不确定性。针对外部环境子系统与治理客体子系统的不断复杂化，治理主体需要针对上述变化及时做出调整，以实现治理目标的可及性。针对应急管理的复杂系统，本书基于复杂系统理论、复杂网络理论、网络治理理论提出了结构—功能—目标的分析框架，对应急管理的复杂系统问题做出论证。

此外，本书引入了突发公共卫生事件高校"楼长制"的案例。从结构角度看，"楼长制"是我国有效应对突发公共卫生事件的重要举措，通过党组织嵌入形成规则网络，打通了治理网络内部的结构洞，形成了一种消除结构洞的全连通结构。通过自组织与科层组织的有效结合，促进了应急管理效率的提升与功能的实现。从功能角度看，通过党建引领应急管理的全方位、全过程功能实现，包括事前预防，事中监测与预警、处置与救援，事后恢复与重建等全过程功能的实现。通过引入志愿者，拓展了原有的科层结构网络，实现了应急响应的效率提升，促进了应急管理的目标达成。

从网络治理理论的角度看，网络的结构优化与功能实现需要综合考量信任、参与者规模、多元主体目标共识与网络的能力需求。信任是多元主体构架网络结构的必要条件，就"楼长制"的案例而言，高校这一场域具有天然的信任优势，其来源于师生关系的文化塑造与身份认同，因此成为"楼长制"成功实现突发公共卫生事件网络治理的典范。然而，在探讨从应急管理系统的结构与功能走向网络治理的目标达成时，还需要关注：①参与者的规模，它影响网络的构建与管理问题；②目标共识的达成，它涉及网络的合力与阻力问题；③网络能力的需求，它决定网络能否实现既定目标。运用复杂系统与复杂网络的理论，从结构与功能两个维度，探讨了"楼长制"在突发公共卫生事件中实然的状态，而回归理论，网络治理为应急管理系统的结构优化与功能实现提供了一定的抓手。

从特殊回归一般，本书从一般意义上对应急管理的复杂性问题做出了讨论。复杂网络的演化具有小世界、无标度、社团结构、鲁棒性与脆弱性、择优连接等特征。关注系统结构的复杂性，将复杂性当作复杂性问题对待，才能够有效地拥抱变化，从纷繁复杂的结构中抽丝剥茧终见其本质。本书从关注连接结构的复杂性、消除系统结构洞、通过党建统合各复杂节点、强化网络抗毁性分析、关注脆弱节点等角度对网络结构的把握提出了建议。从功能的角度看，结构的有效架构可以促进其功能的发挥。本书从党建引领应急管理的全过程功能实现、形成多主体网络体系、构建信息系统与知识系统等角度提出了促进应急管理预防、监测预警、处置救援与恢复重建等全过程功能实现的建议。最后回归网络治理理论，从信任关系培育、统筹考量多元主体规模、以突发公共卫生事件场域凝聚目标共识、关注网络的能力需求四个角度探讨了其治理目标的实现。

应急管理是一项以实践为基础的工作，同时由于其系统的复杂性因而对当前学界形成重大挑战。这一工作的特殊性在于，它不仅是一项理论探索的工作，也是一项需要进行实践探究的工作。理论与实践之间的复杂关系、现实与历史间的紧密缠绕，使得对应急管理尝试进行严肃思考时，需要双重的磨炼与观察。毕竟，理论只有应用于实践并接受实践的考验，才能发挥其作用与价值，才能鼓励更多人投身这一问题的思考与探索，本书的最终目的就在于此。

二、研究不足与展望

（一）研究不足

1. 案例选取

"楼长制"作为突发公共卫生事件中涌现出的特殊

机制，体现了在复杂的外部环境影响下，其作为应急管理系统结构的变化与自身的适应性。本书在案例的选取上，选择了更具特殊性的高校"楼长制"，因其可以简化复杂系统本身的复杂性，才使对信任等问题的探讨更具普及性。然而从另一个角度来看，该案例的选取在一定意义上较难回归一般性，这是本书的研究不足之一。

2. 模型应用

对于复杂网络的应用已存在于经济学、物理学等诸多学科中，而在公共管理学科的应用中尚不普遍。因其含有大量的数学知识，如概率论、数理统计等数理模型，因此对于复杂网络的应用大体可以分为两个部分：一是对网络进行可视化分析，进而帮助对复杂系统的结构进行深刻了解；二是应用数理统计公式，对系统内部的相关原理进行推导。因此，对于复杂网络的应用还需继续深入学习，以期能够通过数理公式对社区疫情防控的网络机制进行深入刻画。

（二）研究展望

1. 引入更多案例进行比较分析

高校的案例具有特殊性，尤其是网络中师生关系因受社会关系限制，往往更容易构建出应急管理的规则网络。为此，在今后的研究中，需要从易入难，即从农村这类以宗族血亲为纽带、较易构建出网络的社区，至小城市社区、中型城市社区乃至大型城市社区，沿着人群联系的紧密程度概率，按照小世界网络构建的可能性角度对该问题继续深入研究，进而刻画出现实复杂网络的演化模型。

2. 使用更多复杂网络模型进行网络演化的分析

复杂网络的应用包括搜集数据进行真实网络的刻画，运用复杂网络模型、复杂网络仿真等。本书更多的是在理论层面探讨复杂网络的结构与功能，并回应了网络治理理论的一部分内容。在今后的研究中，需要丰富复杂网络数理统计特征的应用，综合运用复杂网络模型构建与仿真等方法，促进理论与方法的进一步融合。

参考文献

一、中文著作

［1］安建民,蔡力民.重大传染病政府决策与管理［M］.北京:北京医科大学出版社,2005.

［2］贝塔朗菲.一般系统论［M］.秋同,袁嘉新,译.北京:社会科学文献出版社,1987.

［3］柏克.法国革命论［M］.何兆武,彭刚,译.北京:商务印书馆,1998.

［4］西利亚斯.复杂性与后现代主义:理解复杂系统［M］.曾国屏,译.上海:上海科技教育出版社,2006.

［5］陈振明.公共管理学——一种不同于传统行政学的研究途径［M］.北京:中国人民大学出版社,2003.

［6］陈振明.公共管理学原理［M］.北京:中国人民大学出版社,2013.

［7］郭世泽,陆哲明.复杂网络基础理论［M］.北京:科学

出版社,2012.

[8] 高宣扬. 鲁曼社会系统理论与现代性[M]. 北京:中国人民大学出版社,2016.

[9] 帕特南. 使民主运转起来[M]. 王列,赖海榕,译. 北京:中国人民大学出版社,2015.

[10] 苗东升. 系统科学精要[M]. 第三版. 北京:中国人民大学出版社,2010.

[11] 沃尔德罗普. 复杂:诞生于秩序与混沌边缘的科学[M]. 陈玲,译. 上海:三联书店,1997.

[12] 钱学森. 论系统工程[M]. 上海:上海交通大学出版社,2007.

[13] 司马贺. 人工科学:复杂性面面观[M]. 武夷山,译. 上海:上海科技教育出版社,2004.

[14] 戈德史密斯,埃格斯. 网络化治理:公共部门的新形态[M]. 孙迎春,译. 北京:北京大学出版社,2008.

[15] 陶家渠. 系统工程原理与实践[M]. 北京:中国宇航出版社,2013.

[16] 贝克. 风险社会:新的现代性之路[M]. 张文杰,何博闻,译. 南京:译林出版社,2008.

[17] 汪应洛. 系统工程[M]. 第四版. 北京:机械工业出版社,2008.

[18] 奈,唐纳胡. 全球化世界的治理[M]. 王勇,门洪华,王荣军,等,译. 北京:世界知识出版社,2003.

［19］周雪光．组织社会学十讲［M］．北京：社会科学文献出版社，2003．

［20］曾珍香，张培，王欣菲．基于复杂系统的区域协调发展［M］．北京：科学出版社，2010．

二、中文期刊

［1］安媛媛，孙一静，伍新春．心理创伤预防与干预的公共卫生模型及其启示［J］．华南师范大学学报（社会科学版），2020（4）：5－21，189．

［2］杰索普，漆燕．治理的兴起及其失败的风险：以经济发展为例的论述［J］．国际社会科学杂志（中文版），1999（1）：31－48．

［3］成思危．复杂科学与系统工程［J］．管理科学学报，1999（2）：3－9．

［4］陈运森．社会网络与企业效率：基于结构洞位置的证据［J］．会计研究，2015（1）：48－55，97．

［5］方琦，范斌．突发公共卫生事件中社会工作的实践机制：结构性组织与阶段性服务［J］．华东理工大学学报（社会科学版），2020，35（1）：33－43．

［6］方锦清，汪小帆，刘曾荣．略论复杂性问题和非线性复杂网络系统的研究［J］．科技导报，2004（2）：9－12，64．

［7］范如国．复杂网络结构范型下的社会治理协同创新［J］．中国社会科学,2014(4):98 - 120 ,206.

［8］符平．"嵌入性":两种取向及其分歧［J］．社会学研究,2009,24(5):141 - 164,245.

［9］高小平．中国特色应急管理体系建设的成就和发展［J］．中国行政管理,2008(11):18 - 24.

［10］胡小君．从分散治理到协同治理:社区治理多元主体及其关系构建［J］．江汉论坛,2016(4):41 - 48.

［11］井建斌,石学峰．影响城市社区常态化疫情防控的四种倾向［J］．求知,2020(7):45 - 47.

［12］何艳玲,王铮．统合治理:党建引领社会治理及其对网络治理的再定义［J］．管理世界,2022,38(5):115 - 131.

［13］姜振华．社区协同治理视野中的"三社联动":生成路径与互构性关系——基于北京市将台地区的探索［J］．首都师范大学学报(社会科学版),2019(2):73 - 82.

［14］李恩文.2013 上海防控 H7N9 禽流感事件应急预警机制研究［J］．东南大学学报(哲学社会科学版),2013,15(S2):38 - 40.

［15］蓝煜昕,张雪．社区韧性及其实现路径:基于治理体系现代化的视角［J］．行政管理改革,2020(7):73 - 82.

［16］鲁全．公共卫生应急管理中的多主体合作机制研究——以新冠肺炎疫情防控为例［J］．学术研究,2020（4）:14 - 20.

[17]刘秀秀.公共卫生危机治理中的技术向善[J].学习与实践,2020(11):123-131.

[18]李东.新型冠状病毒肺炎的社区防护策略[J].医学导报,2020,39(3):315-318.

[19]林春香,刘钰.突发公共卫生事件中的社交媒体互助——以新浪微博"肺炎患者求助"超话为例[J].江西师范大学学报(哲学社会科学版),2022,55(6):54-65.

[20]李志强.网络化治理:意涵、回应性与公共价值建构[J].内蒙古大学学报(哲学社会科学版),2013,45(6):70-77.

[21]李强.河长制视域下环境规制的产业升级效应研究——来自长江经济带的例证[J].财政研究,2018(10):79-91.

[22]刘珉,胡鞍钢.中国式治理现代化的创新实践:以河长制、林长制、田长制为例[J].海南大学学报(人文社会科学版),2023,41(5):53-65.

[23]刘芳雄,何婷英,周玉珠.治理现代化语境下"河长制"法治化问题探析[J].浙江学刊,2016(6):120-123.

[24]刘超.环境法视角下河长制的法律机制建构思考[J].环境保护,2017,45(9):24-29.

[25]刘巍."嵌入性"理论及其在中国研究中的发展[J].淮阴师范学院学报(哲学社会科学版),2010,32(4):507-511,560.

[26]罗家德,李智超.乡村社区自组织治理的信任机制初

探——以一个村民经济合作组织为例[J].管理世界,2012
(10):83-93,106.

[27]马捷,蒲泓宇,张云开.基于复杂网络分析的智慧政务
信息协同结构及特征研究——以深圳市为例[J].情报理论与
实践,2020,43(1):24-32.

[28]苗东升.系统思维与复杂性研究[J].系统辩证学学
报,2004(1):1-5,29.

[29]欧阳桃花,郑舒文,程杨.构建重大突发公共卫生事件
治理体系:基于中国情景的案例研究[J].管理世界,2020,36
(8):19-32.

[30]彭松林.图书馆开展社区公共卫生信息服务策略研
究[J].图书馆工作与研究,2021(1):5-12.

[31]蒲泓宇,马捷,黄山.基于业务流的智慧政务多源信息
协同结构分析——以长春市为例[J].情报资料工作,2020,41
(1):14-23.

[32]秦燕,李卓.突发公共卫生事件中的基层数字治理及其
关系优化——基于治理关系中的基层避责与信息茧房视角[J].
理论探讨,2020(6):167-175.

[33]邱跃华,钟和平.基于耗散结构理论的社会治理思
考[J].改革与开放,2015(17):3-4.

[34]乔耀章.政治学视野中的社会治理"三部曲"[J].江
苏行政学院学报,2014(5):94-98.

[35]任敏."河长制":一个中国政府流域治理跨部门协同

的样本研究[J]．北京行政学院学报,2015(3):25-31.

[36]苏斌原,叶苑秀,张卫,等．新冠肺炎疫情不同时间进程下民众的心理应激反应特征[J]．华南师范大学学报(社会科学版),2020(3):79-94.

[37]田军章,王声湧,叶泽兵．中国应急医学救援体系的发展现状与对策分析[J]．中国应急管理,2013(3):14-19.

[38]童星．从科层制管理走向网络型治理——社会治理创新的关键路径[J]．学术月刊,2015,47(10):109-116.

[39]童星,张海波．基于中国问题的灾害管理分析框架[J]．中国社会科学,2010(1):132-146,223-224.

[40]沈满洪．河长制的制度经济学分析[J]．中国人口·资源与环境,2018,28(1):134-139.

[41]田家华,吴铱达,曾伟．河流环境治理中地方政府与社会组织合作模式探析[J]．中国行政管理,2018(11):62-67.

[42]吴承平．我国农村公共卫生管理的问题及政策建议[J]．中国行政管理,2003(8):14-16.

[43]王磊,王青芸．韧性治理:后疫情时代重大公共卫生事件的常态化治理路径[J]．河海大学学报(哲学社会科学版),2020,22(6):75-82,111-112.

[44]文军．直面新冠肺炎:风险社会的社区治理及其疫情防控[J]．杭州师范大学学报(社会科学版),2020,42(2):3-11.

[45]王春超,尹靖华．公共卫生健康教育与流动人口传染

病就医行为研究[J].经济学(季刊),2022,22(2):569-590.

[46]王兰,胡沾沾,戴明.公共健康单元的设定及其平疫结合规划策略[J].规划师,2022,38(12):49-56.

[47]伍先斌,张安南,胡森辉.整体性治理视域下数字赋能水域生态治理——基于河长制的实践路径[J].行政管理改革,2023(3):33-40.

[48]万婷婷,郝亚光.层级问责:河长制塑造河长治的政治表达[J].广西大学学报(哲学社会科学版),2020,42(4):81-86.

[49]王思斌.中国社会工作的嵌入性发展[J].社会科学战线,2011(2):206-222.

[50]薛澜,朱琴.危机管理的国际借鉴:以美国突发公共卫生事件应对体系为例[J].中国行政管理,2003(8):51-56.

[51]薛小荣.重大公共卫生事件中市域社会治理的数字赋能[J].江西师范大学学报(哲学社会科学版),2020,53(3):20-26.

[52]徐选国.专业自觉与体系之外:社会工作介入新冠肺炎疫情初期防控的双重逻辑及其反思[J].华东理工大学学报(社会科学版),2020,35(2):10-20.

[53]谢明伟,王焱,王艺桥.基于复杂网络理论的突发公共卫生事件社会参与现状分析——以新冠肺炎疫情为例[J].卫生软科学,2022,36(7):10-14.

[54]徐永祥.建构式社会工作与灾后社会重建:核心理念与

服务模式——基于上海社工服务团赴川援助的实践经验分析[J].
华东理工大学学报(社会科学版),2009,24(1):1-3,15.

[55]鄞益奋.网络治理:公共管理的新框架[J].公共管理
学报,2007(1):89-96,126.

[56]郁建兴,任泽涛.当代中国社会建设中的协同治
理——一个分析框架[J].学术月刊,2012,44(8):23-31.

[57]杨冠琼,刘雯雯.国家治理的博弈论研究途径与理论
洞见[J].中国行政管理,2017(6):54-61.

[58]颜海娜,曾栋.河长制水环境治理创新的困境与反
思——基于协同治理的视角[J].北京行政学院学报,2019(2):
7-17.

[59]赵伟,储江红."大部制"背景下危机管理"一案三制"
建设面临的挑战[J].改革与开放,2018(22):88-91.

[60]朱正威,吴佳.中国应急管理的理念重塑与制度变
革——基于总体国家安全观与应急管理机构改革的探讨[J].
中国行政管理,2019,408(6):130-134.

[61]赵跃.突发公共卫生事件社区应急管理系统设计——
以新型冠状病毒肺炎事件为例[J].北京测绘,2020,34(6):
731-734.

[62]钟开斌.国家应急指挥体制的"变"与"不变"——基
于"非典"、甲流感、新冠肺炎疫情的案例比较研究[J].行政法
学研究,2020(3):11-23.

[63]张瑞利,丁学娜."互联网+"背景下突发公共卫生事

件中社区应急管理研究[J].兰州学刊,2020(7):158－168.

[64]张丽芬,赖秋蓉.数字网络时代社会工作服务模式的转型——以公共卫生服务为例[J].社会科学家,2021(9):139－144.

[65]张文宏.从社会资本的视角反思突发公共卫生事件中的社会治理[J].武汉大学学报(哲学社会科学版),2021,74(5):148－155.

[66]钟秉枢,黄志剑,王凯,等.困境与应对:聚焦新型冠状病毒肺炎疫情对体育事业的影响[J].体育学研究,2020,34(2):9－33,40.

[67]邹焕聪.社会合作规制在突发公共卫生事件防控的运用[J].法学,2022(10):3－17.

[68]竺乾威.国家治理的三种机制及挑战[J].中共福建省委党校(福建行政学院)学报,2020(3):4－12.

[69]张群,张卫国,马勇.中国金融市场系统复杂性的演化机制与管理研究[J].管理科学学报,2017,20(1):75－86.

[70]朱玫.论河长制的发展实践与推进[J].环境保护,2017,45(Z1):58－61.

[71]章运超,王家生,朱孔贤,等.基于TOPSIS模型的河长制绩效评价研究——以江苏省为例[J].人民长江,2020,51(1):237－242.

[72]张海波.中国应急管理的适应性:理论内涵与生成机理[J].理论与改革,2022(4):99－113,167.

三、英文著作

［1］BURT, RONALD . Structure holes: the social structure of competition［M］. Cambridge: Harvard University Press, 1992.

［2］COLEMAN, JAMES S. Foundations of social theory ［M］. Cambridge: The Belknap Press of Harvard University Press, 1990.

［3］GOLDSMITH S, EGGERS W D. Governing by network: The new shape of the public sector［M］. Washington: Rowman & Littlefield, 2005.

［4］FRANCES J, LEVACIC R, MITCHELL J, et al. Introduction［M］//Thompson et al. Markets, hierarchies and networks: the coordination of social life. London: The Open University Press, 1995.

［5］LAURENCE E, Jr, LYNN. Has governance eclipsed government?［M］// DURANT R F. The Oxford handbook of American bureaucracy. Oxford: Oxford University Press, 2010.

［6］MITCHELL J. The concept and use of social networks ［M］// MITCHELL J. Social networks in urban situations. Manchester: Manchester University Press, 1969.

［7］PAUL H. Democracy and governance ［M］//PIERRE J. Debating governance. Oxford: Oxford University Press, 2000.

［8］RHODES R A W. Public administration and governance

[M]// PIERRE J. Debating governance: authority, steering, and democracy. Oxford: Oxford University Press, 2000.

[9]ROSEN R. Anticipatory systems: philosophical, mathematical and methodological foundations [M]. Oxford: Pergamon Press, 1985.

[10] SIMMEL G. Conflict and the web of group affiliations [M]. New York: Simon and Schuster, 2010.

四、英文期刊

[1]BREIGER R. The duality of persons and groups [J]. Social forces, 1974(53): 181 – 190.

[2]BOYER W W. Political science and the 21st century: from government to governance [J]. PS: Political science & Politics, 1990, 23(1): 50 – 54.

[3]BIAN Y. Bringing strong ties back in: indirect ties, network bridges, and job searches in China[J]. American sociological review, 1997, 62(3): 366 – 385.

[4]BOYD A T, COOKSON S T, ANDERSON M, et al. Centers for disease control and prevention public health response to humanitarian emergencies, 2007 – 2016[J]. Emerging infectious diseases, 2017, 23(1): 5196 – 5202.

[5]CLEVELAND H. The future executive[J]. Public administration review, 1972,32(3):247 –251.

[6]FENGER M, BEKKERS V. The governance concept in public administration[M]//BEKKERS V, DIJKSTRA G, FENGER M, et al. Governance and the democratic deficit. London; New York: Routledge, 2016:13 –34.

[7]MARK G. Economic action and social structure: the problem of embeddedness[J]. American journal of sociology,1985(91): 481 –510.

[8]KLIJN E H, EDELENBOS J, STEIJN B. Trust in governance networks: its impacts on outcomes[J]. Administration & Society,2010,42(2):193 –221.

[9]NAN L. Social resources and instrumental action[J]. Social structure and network analysis,1982(1):31 –47.

[10]NEWMAN M E J. The structure of scientific collaboration networks[J]. Proceedings of the national academy of sciences, 2001,98(2):404 –409.

[11]POWELL W W. Neither market nor hierarchy network forms of organization[J]. Strategy: critical perspectives on business and management, 2002(4):119.

[12]PROVAN K G, KENIS P. Modes of network governance: structure, management, and effectiveness[J]. Journal of public administration research and theory, 2008,18(2):229 –252.

[13]PASCHEN J A, BEILIN R. How a risk focus in emergency management can restrict community resilience:a case study from Victoria, Australia[J]. International journal of wildland fire, 2016, 26(1):1 −9.

[14]SCHOUT A, JORDAN A. Coordinated European governance: self − organizing or centrally steered? [J]. Public administration, 2005, 83(1):201 −220.

[15]WELLMAN B, SALAFF J, DIMITROVA D, et al. Computer networks as social networks: collaborative work, telework, and virtual community[J]. Annual review of sociology, 1996, 22(1):213 −238.